中国医学临床百家·病例精解

微创拔牙

病例精解

魏建华　王凤泽/主编

科学技术文献出版社
SCIENTIFIC AND TECHNICAL DOCUMENTATION PRESS

·北京·

图书在版编目（CIP）数据

微创拔牙病例精解 / 魏建华，王凤泽主编. —北京：科学技术文献出版社，2020. 11
（2024. 2重印）

ISBN 978-7-5189-7287-6

Ⅰ . ①微… Ⅱ . ①魏… ②王… Ⅲ . ①拔牙—病案 Ⅳ . ① R782.11

中国版本图书馆 CIP 数据核字（2020）第 211972 号

微创拔牙病例精解

策划编辑：李 丹　责任编辑：李 丹　责任校对：王瑞瑞　责任出版：张志平

出 版 者	科学技术文献出版社
地 址	北京市复兴路15号　邮编　100038
编 务 部	（010）58882938，58882087（传真）
发 行 部	（010）58882868，58882870（传真）
邮 购 部	（010）58882873
官 方 网 址	www.stdp.com.cn
发 行 者	科学技术文献出版社发行　全国各地新华书店经销
印 刷 者	北京虎彩文化传播有限公司
版 次	2020 年 11 月第 1 版　2024 年 2 月第 5 次印刷
开 本	787×1092　1/16
字 数	123千
印 张	11.5
书 号	ISBN 978-7-5189-7287-6
定 价	88.00元

编委会

胡开进教授序

　　微创拔牙不仅是一门技术，更是治疗理念、工具的全面革新，已经成为现代牙槽外科治疗中的基本理念。以规范化、微创化、标准化、舒适化为特征的微创拔牙体系已经为广大口腔科医师所接受和践行。临床上有不少著作和教科书在讲授这门技术，但"书上得来终觉浅"，只有通过在实践中不断总结、提高，才能真正掌握微创的真谛，临床上很需要病例精解式的参考书来指导实践操作，本书最大的特点就是以病例精解的方式，向读者展示各类阻生牙拔除的操作要点，图文并茂，讲解详细，对于初学者来说，本书的实用性很强。作者展示的每个病例都经过认真分析、诊断、设计并实施，将临床经验和思考总结、记录下来，奉献给广大口腔同人，有很强的参考价值。

　　微创拔牙的理念不是一朝形成的，也不会一成不变，随着科技的进步和治疗理念的更新，它必将获得进一步的发展。特别是随着数字化技术和人工智能时代的到来，促使我们不断思考微创拔牙设备和理念的革新。混合现实技术是近年来出现的一种全新的数字全息影像技术，将虚拟影像和现实相结合，实现实时交互和精准匹配，有可能成为微创拔牙今后的发展方向之一，尤其是对于临床教学和特别复杂的病例，本书中对于混合现实技术在复杂阻生牙拔除术中的应用和前景做了综述，成为亮点之一。此外，本书还用相当的篇幅详细介绍了最新的舒适化进展和即刻牙种植技术，内容丰富、系统且完整。

　　本书的字里行间展示了基于作者对微创拔牙的领悟，体现了

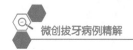

作者的用心，以及对读者毫无保留的奉献。这本高水平临床专著的出版，为提高我国牙槽外科的整体水平做出了具有实际意义的工作，我推荐从业者来读读这本参考书，祝愿每一位读者都能从此书中受益！

中华口腔医学会牙及牙槽外科专业委员会主任委员

2020 年 10 月于西安

主编简介

魏建华　医学博士，教授，主任医师。现任空军军医大学（原第四军医大学）口腔医学院口腔颌面头颈肿瘤科主任。

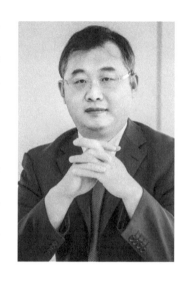

1993 年考入第四军医大学口腔医学专业，2003 年获得第四军医大学颌面外科学医学博士学位，2004 年获得笹川医学奖学金资助在日本东京齿科大学担任访问学者 1 年，2010 年在日本东京齿科大学担任客座副教授，2012 年赴 MD Anderson 癌症中心工作 1 年余。

主要临床方向为口腔颌面外科手术治疗，重点聚焦头颈肿瘤综合治疗及颌面缺损功能性修复重建。现任中华口腔医学会口腔颌面－头颈肿瘤专业委员会副主任委员、中华口腔医学会口腔颌面修复专业委员会常务委员、中华口腔医学会口腔颌面外科专业委员会委员、中国抗癌协会头颈肿瘤专业委员会常务委员等职务。

负责国家自然科学基金课题一项，国家军事口腔医学重点实验室课题两项，国家口腔疾病临床医学研究中心重点课题一项。以第一（通讯）作者发表 SCI 收录文章 16 篇。获得"空军高层次科技人才""第四军医大学精品课教员"等荣誉，获得陕西省科学技术进步一等奖一项、军队医疗成果二等奖一项，获得第四军医大学"临床精湛医术奖"。

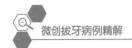
王凤泽　瑞士巴塞尔大学口腔医学博士研究生，师从著名口腔颌面外科专家Florian M. Thieringer教授。曾参军入伍，毕业于空军军医大学（原第四军医大学）口腔医学院，获口腔颌面外科学医学硕士学位，师从空军军医大学口腔医院口腔颌面头颈肿瘤科主任魏建华教授。在国内外专业期刊发表文章12篇，以第一作者和通讯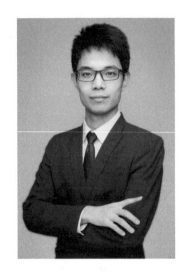

作者发表SCI收录文章累计影响因子13.47分。参与国家自然科学基金面上项目、国家重点实验室课题多项，熟练掌握实验室各类操作技术。

曾就职于中国人民解放军总医院，在各类阻生牙微创拔除术，各类断根、弯根处理，门诊微创手术，口腔种植修复，烤瓷牙、贴面、可摘义齿修复，各类牙齿根管治疗等方面具有一定经验。首次提出"两线平行分牙方法用于近中阻生牙的分根拔除"，获2019年北京口腔医学论坛优秀论文/优秀病例，于第21届全科口腔医学大会作专题汇报；首次提出"改良画线指导预弯成形片推龈技术"用于龈下根面龋坏的修复，于2020年北京口腔医学论坛作专题汇报；"牙周-正畸联合前牙修复"荣获2018年北京口腔医学论坛病例展三等奖；"自体牙移植术与口腔种植的思考"于第22届口腔全科医学大会作专题汇报，获得首届"长城口腔种植青年论坛优秀病例"；受第十二届国际再生医学和干细胞大会邀请作专题汇报。

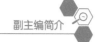

副主编简介

王峰 解放军总医院第六医学中心口腔科主任，主任医师，口腔医学博士，硕士生导师；博士毕业于第四军医大学口腔医学院，美国加州LomaLinda牙医学院访问学者。荣立三等功一次；获军队科技进步二等奖、三等奖各一项。

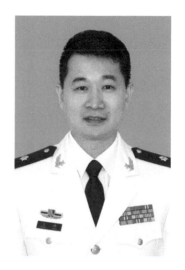

温娇 空军军医大学口腔医院麻醉科主治医师。长期从事口腔舒适化治疗及口腔颌面外科手术的临床麻醉工作，擅长围术期气道管理。获2017年中华医学会"精准麻醉病例演讲比赛"三等奖及首届"人福杯"病例讨论大赛优胜奖。发表SCI收录论文3篇。

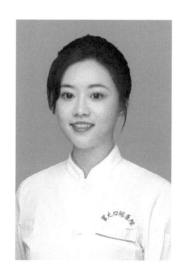

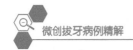

赵睿 医学博士，师从口腔颌面外科学专家张海钟教授、温伟生教授，国家重点研发计划专项项目骨干。长期从事导航辅助种植牙手术机器人的研究。发表中英文论文19篇，率先比较了"光学、电磁导航辅助牙种植手术"的临床效果。

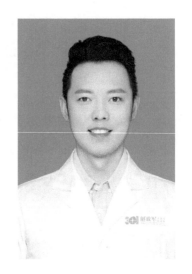

前 言

拔牙术是口腔颌面外科最常见的口腔手术类型，随着口腔医学整体技术水平的提高，患者对拔牙过程中保留组织、减轻痛苦的需求越来越高，越来越多的医师开始关注采用尽可能小的损伤治疗患者疾病的微创手术理念。为此，中华口腔医学会牙及牙槽外科专业委员会提出牙槽外科的"四化"，即规范化、微创化、标准化、舒适化。在拔牙术过程中尽可能减少对软组织和骨组织的损伤成为口腔颌面外科医师不断追求的目标，但如何让更多的初学者更加直观地理解和掌握这些理念和技术，仍然需要贴近实际操作的技术类书籍进行有益的补充，这也是我们编写这本书的初衷。

在以往的众多教科书和专业书籍中，已经详细阐述各种牙齿的拔除方法和各类拔牙器械的使用方法，但在反复的实践中仍有许多新体会和新感悟不断出现，新技术也不断涌现出来，我们在临床教学和与低年资医师交流的过程中发现，以典型病例的方式进行精解教学的效果更好，为医学生和低年资医师的临床实践提供了直观的帮助。基于此，我们与同人商议后一致决定，将近年来临床实践中的典型拔牙病例和临床感悟进行总结，针对如何更加微创、高效、无痛拔除各类牙齿进行讨论点评，依据临床亲身操作展开叙述，以此成书。本书主要内容包括常规牙齿拔除术，各类阻生牙拔除术，牙齿拔除术后即刻种植术，牙齿拔除术后自体牙移植术及镇静、镇痛下牙齿拔除术等，通过术中实际逐步操作的大量临床照片，总结微创、高效的拔除牙齿的方法和技巧，旨在为拔牙初学者和年轻临床医师提供帮助。本书还总结和归纳了拔牙术中的常规镇静、镇痛技术，旨在普及口腔舒适化治疗，特别是为口腔科治疗恐惧症患者的诊疗过程提供帮助。在本书的最后，我们对虚拟现实和混合现实技术在微创拔牙术中的应用进行了探讨，希望更多的专业人士参与到新技术的开发和使用中来，为微创拔牙术的教学和临床实践提供新的思路、技术和设备。我们怀有殷切的希望，愿拔牙术更加微创、直观和可预期，为接受拔牙术的患者争取更加安全、健康、舒适化的诊疗体验。

本书是诸位师长和同人赤诚经验的结晶，感谢各位编委的支持与努力，感谢陶锐、刘世森、吴亮颖、徐翔、刘司宇提供的帮助。因编者经验尚有不足，衷心希望广大同人批评指正。

作为一名颌面外科医师，从初窥医学门径的好奇，到累积专业知识的艰辛，再到践行医者仁心的忐忑，这一路的汗水与收获，付出与成长，是人生的宝贵财富。在临床工作中，面对广大患者的信任，我们深感肩上的责任之重，患者的需求促使我们不断精进医术，初学者的好奇与困惑启发了我们的思维。医学之路，是不断学习之路，从纸上谈兵到精益求精，从常规诊治到开拓创新，我们始终希望通过不断精进自身的医德与技术，为更多患者提供更好的、更专业的诊疗。

魏建华　王凤泽

目　录

笔记

第一章
微创拔牙发展简史

　　牙拔除术的历史由来已久，我国最早的牙拔除术出现在距今1600余年前的东晋时期。据《晋书·温峤郗鉴列传》记载："峤先有齿疾，至是拔之，因中风，至镇未旬而卒，时年四十二。"这个故事说的是东晋官员温峤在担任温州刺史时因拔牙导致了中风，拔牙术后不足十天就去世了。该病例是我国有文字记载的第一例牙拔除术，接受拔牙术的患者却因此死亡，可见牙拔除术所历时间之悠长，所需技艺之精湛，非寻常人士旦夕可为。

　　17世纪初，荷兰画家Gerard van Honthorst所绘制的油画《牙医》展现了当时处于黄金时代的荷兰施行牙拔除术的恐怖场景（图1-1）。当时，西方国家尚未有能够应用于牙拔除术的任何有效麻醉措施和特殊器械，患者只能被强行固定于座椅上，由当时的牙匠暴力拔除患牙，其心中之恐惧、之惊骇不言而喻。如何安全、高效、舒适地实施牙拔除术，自古以来便是口腔医学关注的难点和重点问题。

1

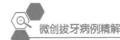
18 世纪 70 年代，Joseph Priestley 发现了笑气（一氧化二氮，N_2O），开创近代麻醉学的先河。19 世纪 40 年代，美国口腔科医师 Horace Wells 自行吸入笑气，由助手为其成功拔除 1 颗智齿，标志着口腔医学领域开始应用麻醉技术，但当时牙拔除工具和技术并无显著进步。必须强调的是，麻醉学理论与技术的进步使患者可以安静、舒适地坐卧于牙椅上，使医师能够从容、镇定地实施牙拔除术。同时，麻醉技术的飞速发展，使更多的外科医师将精力由如何快速完成手术转而集中到如何安全、高效、微创地完成手术上。

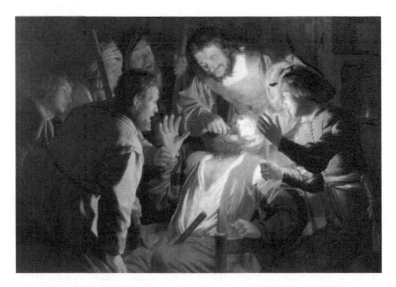

图 1-1 荷兰画家 Gerard ban Honthorst 所绘油画《牙医》

英国医师 Payne 在 20 世纪 80 年代首次提出微创手术（minimally invasive surgery）的概念，是在切口小、创伤小、恢复快、痛苦小的前提下完成治疗的技术。1985 年，德国医师 Muhe 使用腹腔镜完成首例胆囊切除术，在此之后的 1989 年，微创外科迅速发展起来，最早主要应用在腹腔镜、胸腔镜、介入超声、放射及颅脑领域。2001 年 10 月，中国工程院"2001 年工程科技论坛——微创外科新概念"提出"微创外科与外科微创化"的理念,把"外科微创化"作为21世纪外科的主流,以微创外科的视角来重新评估现行外科中的观念与实践。中国人民解放军总医院黄志强院士曾指出:"中国的微创外科得益于世界科技的发展,而中国的大量微创外科实践亦为世界医学的发展增砖添瓦。"21世纪初期,达芬奇手术机器人技术取得的巨大成功将微创外科的理念更加深刻地植入了每一名外科医师的心中。2009年,美国医师Genden等应用达芬奇手术机器人技术成功开展了首例口腔颌面外科手术。作为口腔外科分支的牙槽外科医师们也在微创理念的指导下对手术技术和手术器械进行了创新和改进。2007年,原第四军医大学(现空军军医大学)胡开进教授及其团队首先提出了具有现实意义的微创拔牙概念。2015年,微创拔牙首次作为一个独立章节被列入《现代牙槽外科新技术》中。

传统的拔牙工具主要由牙挺和牙钳组成,配备锤子、骨凿、劈冠器等辅助工具。医师借助辅助工具,视情况进行劈冠或增隙。在实施牙拔除术时,患者面对即将发生的未知操作时常表现出高度紧张,承受巨大的心理恐惧。另外,由于锤、凿等工具在劈冠过程中往往需要"闪击"操作,因此上述传统拔牙方法多有施用暴力或器械滑脱的情况发生,轻者造成牙根折断残留、牙槽突骨折,重者可出现下牙槽神经损伤甚至颌骨骨折。当前所提倡的"微创拔牙"就是针对上述情况做两个层面的改进:其一,即要求医师在手术过程中要采用轻微、轻柔的动作,严禁使用暴力,辅以温和的语言交流,体现人文关怀。其二,即要求在解除软组织阻力、牙体阻力和骨组织阻力的过程中,要尽可能地减小手术创伤,包括软组织损伤、骨组织损伤和邻牙损伤。这两层改进说来容易,实施起来却并不简单,难点在于如下3点必备要素:首先,"工欲善其事,必先利其器",

笔记

先进的口腔拔牙器械是完成微创拔牙操作的必要条件，器械技术的发展和进步才是微创拔牙得以实施的核心动力。其次，微创拔牙的理念需要深刻地植根于医师内心，在实施手术的过程中，不把快速拔除患牙作为唯一目的，尽可能地减少手术并发症，保证安全、平稳的操作和良好的患者预后效果。另外，要做到微创拔牙，每一名实施牙拔除术的医师更应具备高尚的医德和过硬的意志。

微创拔牙器械在微创拔牙理念的指导下不断改进更新，现阶段主要包含两大类：牵引拔牙器械和外科动力系统及其配套器械。2007年，Babbush等报道了X-Trac拔牙器，在此原理基础上发展而来的Benex牵引拔牙器械得到了较为广泛的应用，特别是在进行前牙或前磨牙残根拔除时，该器械的垂直向牵引力可避免颊侧骨板的损伤，减少骨吸收，为前牙即刻种植提供便利。2008年，Misch设计了物理学拔牙钳，其原理类似木工锤，以唇、颊侧组织为支抗，将牙拔出，但是这种方法容易造成唇、颊侧牙槽骨骨折和软组织撕裂。牵引拔牙器械是微创拔牙的典型代表，但其应用局限，如对于阻生的第三磨牙（智齿），由于牵引拔牙器械的空间位置受限，无法应用。正因如此，45°仰角冲击式气动手机、超声骨刀等器械相继出现，使阻生牙拔除术可以做到更加精细和微创。

随着微创拔牙理念的不断深入，微创拔牙器械的更新换代，会有更多医患受益于此。同时，我们也在大量的实践操作中逐渐认识到，微创拔牙的理念和技术尚有诸多内容需要改进和完善，特别是近年来数字化技术和大数据人工智能技术的发展，促使我们不断思考，此类技术能否革新现有的微创拔牙设备和理念，进而让更多的年轻医师快速掌握微创拔牙的要领，缩短学习曲线，同时尽可能淡化由于医师经验差异所导致的方案制订不当和术中操作失误。总而言之，时代的发展使各种微创拔牙的创新观点得以具体实施，传统拔牙工具（如锤子、骨凿等）在临床中的应用将逐渐减少。微小切口、微小创伤、微量出血、轻微疼痛与患者良好的拔牙体验和预后，将成为口腔专科医师在拔牙手术过程中所不断追求的目标。

（王凤泽　赵　睿　魏建华）

第二章
手术常用器械

第一节　常规拔牙器械

一、牙钳

牙钳（图 2-1 ~图 2-6）的作用是方便医师施加合适的力量至患牙，稳定控制牙齿在牙槽窝内摇动、旋转、牵引，最终将患牙拔除。牙钳由钳喙、关节、钳柄 3 个部分组成。钳喙用于夹持牙冠或牙根，关节用于控制钳喙的开合，钳柄能产生杠杆作用，便于临床医师的握持。

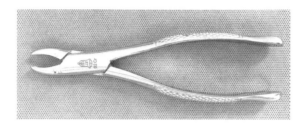

图 2-1 上颌前牙钳

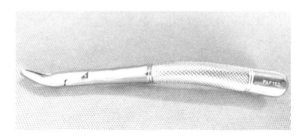

图 2-2 上颌前磨牙钳

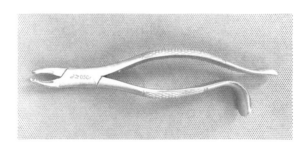

图 2-3 上颌磨牙钳

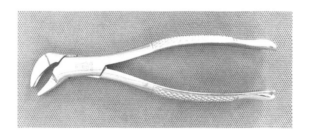

图 2-4 下颌前牙钳

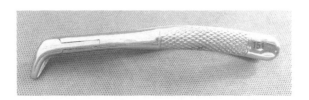

图 2-5 下颌前磨牙钳

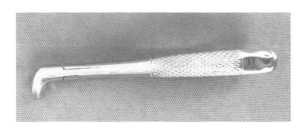

图 2-6 下颌磨牙钳

二、牙挺

牙挺（图 2-7）的作用是挺松患牙或牙根，工作原理主要为杠杆原理、楔的原理和轮轴原理。牙挺以牙槽骨为支点施力，会对牙槽骨产生一定的损伤，挺松患牙后，应与牙钳配合使用，拔除患牙。若患牙较为牢固，与牙槽骨存在粘连，或钳喙无法夹持，则应首选采用牙挺挺松后，再行拔除。

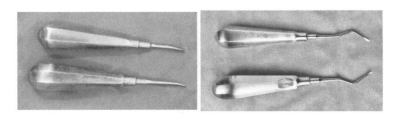

图 2-7 牙挺

近年来，随着微创拔牙理念的广泛普及，与之对应的微创拔牙器械得以迅速发展。微创牙挺（图 2-8）有菲薄而锋利的工作刃，该挺刃可沿牙长轴插入牙周膜间隙内，通过不断轻微摆动来切割牙周韧带和松质骨，通过轮轴原理和楔的原理将患牙挺松。这一操作方式相较于传统拔牙工具有以下两方面的优势：首先，传统牙挺由于工作刃较厚，在无法顺利插入牙周膜间隙时，通常需要锤击进行增隙，这是造成患者不适的主要原因，而微创牙挺则具有菲薄的工作刃，可轻松插入牙周膜间隙，避免了锤击操作。其次，传统牙挺主要依靠杠杆原理挺松患牙，支点常选择在患牙颊轴角的牙槽骨上，或有不当操作时，以邻牙为支点，在施加杠杆力时，易造成牙槽骨折断或邻牙损伤。可见，采用微创牙挺拔牙，可以有效减少骨量丧失，同时减少并发症的发生，降低治疗风险。

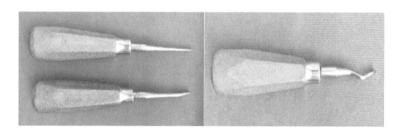

图 2-8　微创牙挺

三、其他辅助器械

（一）麻醉器械

麻醉注射技术已经比较成熟，麻醉器械用于口腔局部麻醉（图 2-9）。

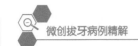
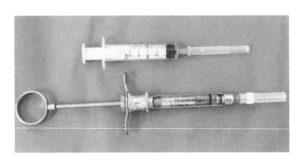

图 2-9 麻醉器械

（二）牙龈分离器械

刃口扁平锋利，可于拔牙术的首步操作中使用，通过突破牙龈结合上皮，锐性分离牙龈与牙根结合部位，保持牙龈完整性，避免牙龈撕裂，减少术中出血，使后期软组织愈合形态良好。根据牙位可分为前牙牙龈分离器和后牙牙龈分离器（图 2-10）。

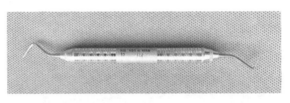

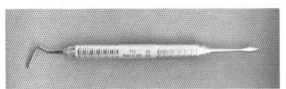

A. 前牙牙龈分离器；B. 后牙牙龈分离器。

图 2-10 牙龈分离器

（三）刮匙

牙齿拔除以后，用于探查和搔刮牙槽窝（图 2-11）。

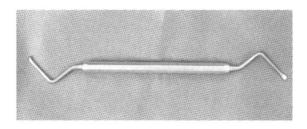

图 2-11　刮匙

第二节　阻生牙手术器械

一、切开翻瓣器械

切开翻瓣器械包括手术刀柄、刀片（圆刀片和尖刀片）及骨膜
分离器（图 2-12）。

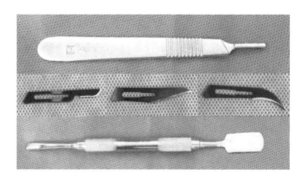

A. 手术刀柄；B. 刀片（圆刀片和尖刀片）；C. 骨膜分离器，
主要作用是将黏骨膜瓣全层从骨组织表面翻开，显露阻生牙。

图 2-12　切开翻瓣器械

二、拔牙器械

45°仰角高速手机＋切割钻（图2-13）。

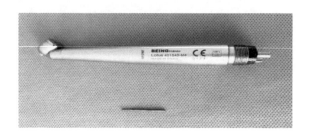

图2-13 45°仰角高速手机＋切割钻

三、缝合器械

主要包括缝线、缝针、持针器、线剪、血管钳、组织镊、换药碗等（图2-14）。

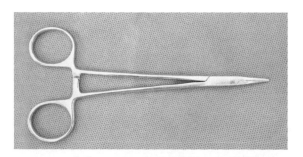

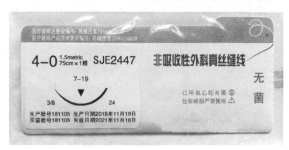

图2-14 缝合器械

四、术后拆线器械

如手术镊、线剪等（图 2-15）。

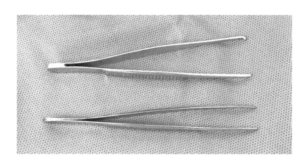

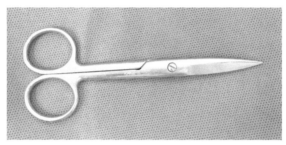

图 2-15　术后拆线器械

五、其他辅助拔牙器械

辅助拔牙器械是在拔牙过程中辅助暴露术区、提高术野清晰度并保护周围组织的器械。

（一）牵拉器械

牵拉器械（图 2-16）在牙拔除过程中主要起到牵拉、绷紧、保护软组织的作用。

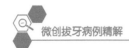

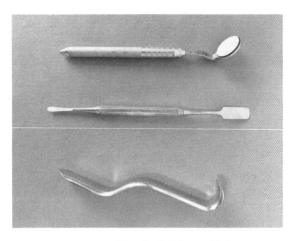

图 2-16 口镜、骨膜分离器、拉钩

（二）吸引器械

吸引器械（图 2-17）主要用于吸引拔牙过程中口内的血液和唾液，增加术野的清晰度，避免盲目操作导致意外损伤。

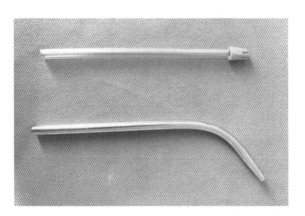

图 2-17 塑料吸引器和金属吸引器

（三）开口器械

开口器械（图 2-18）可避免患者因长时间张口而导致的颞下颌关节损伤，同时可辅助暴露术野，便于医师操作。

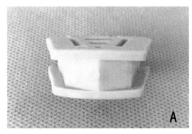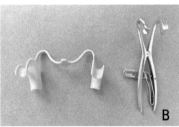

图 2-18 主动开口器（A）和被动开口器（B）

（杜方翀 陈 汛）

第三章
口腔颌面外科局部麻醉

　　口腔颌面外科临床最常用的局部麻醉方式有浸润麻醉和阻滞麻醉等。浸润麻醉是将麻醉药物注入术区组织，通过药物浸润作用于神经末梢起效。如上颌牙槽突与下颌前牙区牙槽突区域，牙槽骨质疏松多孔，均有利于麻醉药物的浸润。近年来随着麻醉药物的发展，浸润麻醉在根管治疗、牙周手术、种植手术等操作中起到了重要作用。阻滞麻醉是将麻醉药物注射到神经干或其主要分支附近，阻断神经传导，在被阻滞的神经分布区域产生麻醉效果。在进行阻滞麻醉时，由于神经干位置深在，因此术者必须熟练掌握操作区域的解剖特征及神经的分布状况，操作时应严格遵循无菌原则，并熟知相关药理作用、可能出现的并发症和处理措施。

第一节　局部麻醉药物

局部麻醉药分子的化学结构是决定其脂溶性、蛋白结合率和不同转化方式的理化基础。酯类和酰胺类是临床上常见的两类局部麻醉药物。其中，酰胺类局部麻醉药包括利多卡因、阿替卡因、布比卡因、甲哌卡因和丙胺卡因。酯类局麻药包括普鲁卡因和丁卡因。

● 利多卡因（图 3-1）：属于酰胺类中效局部麻醉药，具有起效迅速、过敏反应小的特点。临床常用含 1 ∶ 100 000 肾上腺素的 1% ～ 2% 利多卡因用于阻滞麻醉。一次最大用量 1 g，作用时间为 1 ～ 2 小时。

● 阿替卡因（图 3-1）：具有完全不同的芳香环类结构和酯成分，其生物转化能力和亲脂性远强于其他酰胺类局部麻醉药物，因此安全性和有效性超过利多卡因。该药的组织穿透性和扩散性较强，2 ～ 3 分钟后起效。适用于成人及 4 岁以上儿童。一次最大用量 0.125 g，作用时间为 3 ～ 4 小时。

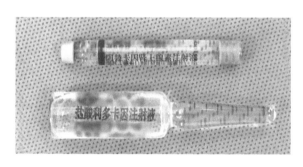

图 3-1　阿替卡因和利多卡因

● 普鲁卡因：属于短效酯类局部麻醉药，与酰胺类局部麻醉药相比，通过血浆胆碱酯酶迅速代谢，无须通过肝脏进行生物转化，故毒性低、安全性好。此药脂溶性、蛋白结合率和麻醉强度低、作

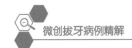
用时间短、弥散能力差，不适合做表面麻醉。临床常用 0.5% 或 1% 普鲁卡因进行局部浸润麻醉，2% 普鲁卡因进行神经阻滞麻醉。

● 丁卡因：属于酯类长效麻醉药，其脂溶性高、渗透弥散能力强，表面麻醉效果可靠。临床常用浓度为 1% ~ 2% 的丁卡因用于口腔牙龈黏膜的表面麻醉。一次最大用量为 0.08 ~ 0.10 g，作用时间为 2 ~ 3 小时。

理想的局部麻醉药应具备以下条件：①对组织无刺激；②神经结构不发生永久性变化；③全身毒性较小；④应用于组织注射和黏膜都有效；⑤麻醉起效时间短；⑥麻醉作用完全可逆；⑦不用达到有害浓度就能有足够麻醉强度；⑧无过敏反应；⑨性质稳定并在体内迅速发生生物转化。

在微创拔牙手术操作中，拔除下颌阻生牙时，常选用利多卡因进行下牙槽神经阻滞麻醉，辅以阿替卡因于切开翻瓣区域进行多点注射，减少出血以利于术区视野清晰。拔除上颌阻生牙时常选用阿替卡因行浸润麻醉，由于上颌牙槽骨疏松多孔而达到较好的组织扩散。

第二节　局部麻醉方式

一、浸润麻醉

常用的麻醉方法为骨膜上浸润麻醉法、牙周膜注射法、计算机控制局部麻醉法。

（一）骨膜上浸润麻醉法

1. 唇颊侧浸润麻醉操作要点（图 3-2）：①使用口镜或拉钩牵拉唇颊，充分暴露注射区域；②于需要麻醉区域的唇颊侧前庭沟黏膜皱褶处斜行进针；③于黏膜下回抽无血后，注入 0.5 ~ 2.0 mL 麻药。

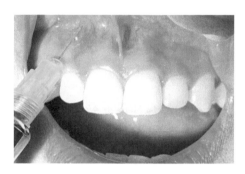

图 3-2　唇颊侧浸润麻醉

2. 腭侧浸润麻醉操作要点（图 3-3）：①调整椅位，使头后仰，嘱患者大张口；②于需要麻醉区域的腭侧黏膜处斜行进针；③于黏膜下回抽无血后，注入 0.5 ~ 2.0 mL 麻药。

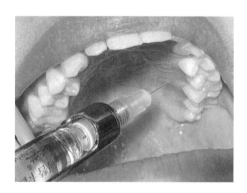

图 3-3　腭侧浸润麻醉

（二）牙周膜注射法

1. 麻醉区域：所注射牙位的牙周膜、牙龈及牙体（图 3-4）。

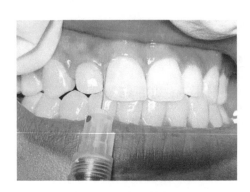

图 3-4 牙周膜注射法

2. 操作要点：①注射针与牙体近远中平行；②注射针刺入牙周膜内约 5 mm；③注入 0.2 mL 麻药。以该方法注射时，患者疼痛明显，但损伤较小，可避免产生局部血肿，较适用于单纯黏膜下浸润或阻滞麻醉镇痛效果不佳的情况。

（三）计算机控制局部麻醉法

STA 无痛麻醉仪是由 Mark Hochman 教授研发的，通过计算机控制输注局麻药物的设备。其中手部部件较轻，常常采用握笔式，比传统注射器更具有手感和可控性。该仪器可以精准控制输注速度和输注压力，在致密组织注射时，如腭黏膜、附着龈，可以最大程度减轻患者的痛苦，并降低不良反应的发生率，已在临床上较广泛应用。

二、阻滞麻醉

（一）下牙槽神经阻滞麻醉

1. 麻醉区域：麻醉同侧下颌骨、下颌牙、牙周膜、前磨牙至中切牙唇（颊）侧牙龈、黏骨膜及下唇（图 3-5）。

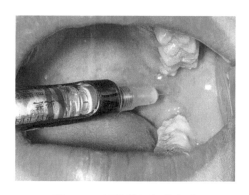

图 3-5 下牙槽神经阻滞麻醉

2. 操作要点：①调整体位，患者大张口，使下颌牙面与地面平行；②注射器位于对侧口角第一、第二前磨牙之间，注射针高于下颌平面约 1 cm，与中线成 45° 角；从上、下颌牙槽突中线与翼下颌皱襞外侧 3 ～ 4 mm 交汇点进针至下颌支内侧的下颌神经沟，进针深度 20 ～ 25 mm，回抽无血后，注入麻药 1.0 ～ 1.5 mL；③注射后 3 ～ 5 分钟，患者同侧下唇及口角出现麻木即表明麻醉起效。

3. 麻醉失败常见原因：①进针过短即抵于骨面。下牙槽神经阻滞麻醉的标准注射是将麻药注射于下颌孔周围，下颌孔是下牙槽神经进入下颌骨的位置，注射点越接近此位置麻醉效果越好。下颌孔位于下颌升支内面的中央略偏后上方，呈漏斗状、朝向后上方开口，下颌孔向前下方通入下颌管。下颌孔的前方有一隆起，称为下颌小舌，是蝶下颌韧带附着处。下颌孔的前上方，有喙突和髁突延伸汇合而成的隆突，称为下颌隆突或内斜嵴。在行下牙槽神经阻滞麻醉时，应避开内斜嵴的阻挡，尽可能接近下颌孔的位置注射麻醉药，若注射针过于偏向内侧，注射针与中线角度增大，则不足 1 cm 即可触及内斜嵴而抵达骨面，此时注射麻醉药将无法麻醉下牙槽神经。②进针过长仍未抵于骨面。下牙槽神经阻滞麻醉过程中，若注射针过于偏向咽侧和后方，且与中线角度过小时，则注射针有可能避开

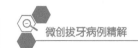
下颌升支，越过翼内肌，抵达腮腺深叶。此时可发现注射针针头尽没，但仍未抵于骨面，术者应意识到当前注射针已位于翼内肌内或腮腺深叶内，而腮腺深叶有面神经各分支走行，若注射麻药可造成面神经麻痹，使患者出现额纹消失、眨眼无力、鼓腮漏气、口角歪斜等面瘫症状。③如果患者有"电击样"感觉，此时针尖直接刺到下牙槽神经，需要轻轻后退注射针，避免损伤神经。

（二）上牙槽后神经阻滞麻醉

1. 麻醉区域：上颌窦黏膜，第二磨牙、第三磨牙、第一磨牙远中颊根和腭根及相应的牙周组织、骨膜、牙龈（图3-6）。

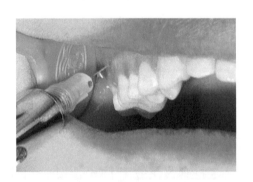

图 3-6 上牙槽后神经阻滞麻醉

2. 操作要点：①调整椅位，嘱患者头后仰，半张口；②牵拉口角，充分暴露上颌磨牙区域；③于上颌第二磨牙颊侧远中根部前庭沟所对应黏膜皱襞处斜行进针；④注射针沿骨面并与上颌𬌗面成45°角向上、后、内推进2.0 ~ 2.5 cm；⑤回抽无血，注入1.5 ~ 2.0 mL麻药。

3. 操作注意事项：上颌结节的后上方即有翼静脉丛，恰与上牙槽后神经毗邻，在麻醉上牙槽后神经时，注射针易刺入翼静脉丛，造成血肿。为避免此类情况发生，在操作过程中应注意以下两点：注射针刺入黏膜后，应紧贴骨面弧形滑入进针2 cm；注射麻药前，应谨慎回抽。

（三）眶下神经阻滞麻醉

1. 麻醉区域：上前牙、前磨牙、第一磨牙近中颊根和相应的唇颊黏膜、骨膜、上颌窦黏膜、鼻侧，从下眼睑到上唇的皮肤和黏膜。

2. 口内注射法操作要点（图 3-7）：①嘱患者半张口；②牵拉上唇向前向上；③注射针与上颌中线成 45° 角，向上于侧切牙根尖相对应的黏膜皱襞处刺入，向上、后、外进针即可达到眶下孔；④回抽无血，注入 1 mL 麻药。

3. 口外注射法操作要点（图 3-7）：①保证注射器稳定的支点，左手拇指扪及眶下缘以下区域，防止伤及眼球；②鼻翼旁 1 cm 与皮肤呈 45° 角刺入，向上后外方向进针 1.5 cm 刺入眶下孔，注入 1 mL 局麻药物。

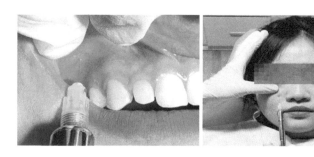

图 3-7 眶下神经阻滞麻醉口内、口外法

（四）腭前神经阻滞麻醉

1. 麻醉区域：前磨牙、磨牙腭侧牙龈及黏骨膜（图 3-8）。

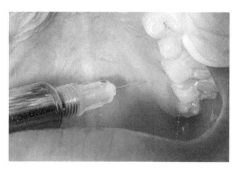

图 3-8 腭前神经阻滞麻醉

2. 操作要点：①调整椅位，使头后仰，嘱患者大张口；②于上颌第三磨牙（若未见第三磨牙萌出，则位于第二磨牙）腭侧牙龈缘与腭中线弓形凹面连线中点处的黏膜凹陷处进针；③于黏膜下回抽无血，注入 0.5 mL 麻药。

3. 操作注意事项：腭大孔邻近软腭，注射过程中应仔细辨认进针点及方向，特别是对于上颌磨牙缺失的患者，进针需触及骨面。

（五）鼻腭神经阻滞麻醉

1. 麻醉区域：上前牙区（3-3）腭侧牙龈及黏骨膜（图 3-9）。

2. 操作要点：①调整椅位，使头后仰，嘱患者大张口；②于腭中缝距牙槽突后方 6 ~ 7 mm 的切牙乳突处侧缘斜向进针；③黏膜下注射麻药少量后调整进针方向，使之与中切牙长轴保持一致；④调整方向后进针 5 ~ 7 mm，至切牙管内，回抽无血，注入 0.5 mL 麻药，此处压力较大，注射时应有稳定支点，缓慢用力。

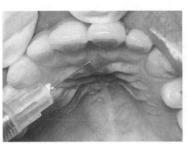
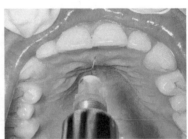

图 3-9 鼻腭神经阻滞麻醉

3. 操作注意事项：切牙孔位于上颌中切牙的腭侧、腭中缝与两侧尖牙连线的交点上，鼻腭神经即由此穿出。由于此区域黏膜与骨质连接紧密，麻药弥散空间小，因此注射过程中痛感强烈，且阻力较大，需要减缓注射速度，并采用金属注射器。

（六）颏神经阻滞麻醉

1. 麻醉区域：第一前磨牙、前牙的唇颊侧龈及骨膜（图3-10）。

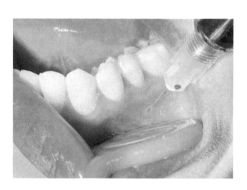

图 3-10　颏神经阻滞麻醉

2. 操作要点：①调整椅位，使术者手肘与患者下颌平面平行，嘱患者大张口；②术者稳定支点后，使用拉钩充分牵拉颊侧黏膜；③于下颌第二前磨牙颊侧前庭沟黏膜皱褶处进针；④向前下内方向寻找颏孔，颏孔位于下颌骨下缘上方约1 cm处，有落空感，回抽无血，注入 0.5 ~ 1.0 mL 麻药。

第三节　口腔局部麻醉常见并发症

一、晕厥

临床表现：头晕、胸闷、面色苍白、四肢无力、脉搏快而弱等。

处理：立刻停止注射麻醉药物，放平牙椅，使患者保持头低位；务必保持呼吸通畅；可选择氨水或芳香乙醇刺激呼吸。

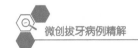

预防：术前与患者充分沟通，使其情绪平缓；勿空腹，保持充足的体力；告知患者如果出现上述症状或不适时要举手示意医师及护士。

二、过敏反应

临床表现：过敏反应常表现为即刻反应及延迟反应。其中，延迟反应常常表现为血管神经性水肿；即刻反应指应用极少量药物即出现昏迷、呼吸和心脏搏动骤停。

处理：轻度的过敏反应应立即给予脱敏药物（钙剂、异丙嗪等），吸氧；重度的过敏反应应立即给予肾上腺素注射，吸氧。

预防：术前医师应详细了解患者的过敏史，其中酯类局麻药（如普鲁卡因）可出现注射后过敏。对过敏患者，应使用利多卡因并在术前进行皮试，保证安全后注射。

三、注射区疼痛

预防：进行麻醉药物注射前，应仔细检查注射针头，防止出现弯曲或倒钩；注射位点应用碘伏消毒，防止注射区感染。

四、血肿

临床表现：常表现为注射区黏膜下或皮下出现瘀斑，数日后变为棕黄色并逐渐吸收消失。

预防：注射局麻药物之前应仔细检查注射针头是否完整无倒钩；应于准确的注射点进针，直达注射部位，降低刺破血管的概率。若局部黏膜下或皮下出现血肿，应立刻进行压迫止血并给予冰敷。

五、感染

临床表现：注射区出现红、肿、热、痛等症状。

预防：对注射器械进行严格消毒；注射区域用碘伏消毒，防止细菌等进入深层组织引发感染。

六、注射针折断

预防：注射局麻药之前应仔细检查注射针的质量，应选用长度合适的注射针，至少保留组织外 1 cm 注射针长度；注射过程中勿过度弯曲注射针或大角度改变注射方向。

处理：断针后，患者应保持注射体位，若针头断面暴露于口腔内，可用持针器夹出；若已完全进入口腔黏膜内，应用另一注射针头沿着同一部位刺入行 X 线定位，手术取出，切勿盲目探查以防止断针向深处移位。

七、暂时性面瘫

临床表现：患者出现额纹消失、眨眼无力、鼓腮漏气、口角歪斜等面瘫症状。

预防及处理：常见于下牙槽神经阻滞麻醉时，操作中勿将注射针越过下颌切迹，以防麻醉腮腺区面神经而导致暂时性面瘫，若出现该情况，无须做特殊处理，待麻醉药物作用消失后即可恢复正常。当注射针过于偏向咽侧和后方，则注射针有可能避开下颌升支，越过翼内肌，抵达腮腺深叶，造成面神经麻痹，使患者出现额纹消失、眨眼无力、鼓腮漏气、口角歪斜等面瘫症状。在其他与拔牙相关的阻滞麻醉或浸润麻醉过程中，偶有出现相邻面神经末梢麻痹的情况，

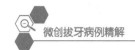

以至于出现局部面瘫症状。此两类面瘫皆为暂时性面瘫，在 1 ~ 2
小时后，待局部麻醉药代谢完毕患者可恢复正常。术者在行相应神
经阻滞麻醉或局部浸润麻醉时应注意尽可能使注射位置精准，一旦
出现面瘫情况应及时安抚患者，并向患者做出充分解释。

（王凤泽　杜方翀　赵　睿　贾婷婷　温　娇）

参考文献

1. 张志愿，俞光岩 . 口腔颌面外科学 .7 版 . 北京：人民卫生出版社，2012.

第四章
口腔舒适化治疗在微创拔牙中的应用

2019 年，国家卫健委制定《2019 年深入落实进一步改善医疗服务行动计划重点工作方案》，重点强调并鼓励各级医院探索建立门诊无痛诊疗中心、儿童镇静中心等来满足人民群众对舒适化医疗的新需求。舒适化医疗是当今口腔临床医学发展的必然趋势，口腔医疗对舒适化的需求潜力巨大。相较于其他口腔内科治疗，口腔颌面外科拔牙患者对舒适化医疗的需求更为迫切。

第一节　口腔舒适化治疗的核心

口腔舒适化治疗是指通过采用药物、非药物手段使患者享受无

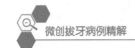

痛治疗，改善或消除紧张、恐惧情绪，提高患者在口腔治疗过程中的舒适度，以期达到精神放松、生命体征平稳的状态。完善的镇痛、适当的镇静是实现口腔舒适化治疗的核心。

第二节　镇静水平分级

口腔局部麻醉可有效控制外科手术中的拔牙疼痛，但仍然有许多患者在诊疗过程中感到焦虑甚至恐惧，通过使用镇静技术改变患者意识状态，使其在放松甚至愉悦的状态下接受口腔治疗就显得尤为重要。不同个体的身体状况、心理状态及治疗方案决定了每名患者所需要的镇静程度是不同的。2002年，美国麻醉医师协会（American Society of Anesthesiologists，ASA）发表的《非麻醉专业医师实施镇静和镇痛的操作指南》中定义了镇静水平分级：

1. 轻度镇静（解除焦虑）：药物引起的患者能对口头指示做出正常反应状态。认知功能和协调性可能受到影响，通气和心血管功能不受影响。

2. 中度镇静／痛觉丧失（清醒镇静）：药物引起的意识减弱，患者在此期间能自主或在轻微的触觉刺激下，对口头指示做出有目的的反应状态。无须干预患者的气道，可进行自主呼吸。心血管功能通常可维持正常。

3. 深度镇静／痛觉丧失：药物引起的意识减弱，患者在此期间不易被唤醒，但对反复或者疼痛刺激可做出有目的的反应状态。可能需要辅助措施来维持患者气道通畅，自主呼吸可能会受到影响。心血管功能通常可维持正常。

4. 全身麻醉：药物引起的意识丧失，即使受到疼痛的刺激，患者也不能被唤醒。患者自主呼吸受到影响，一般需要辅助呼吸，由于自主通气功能下降或药物引起的神经肌肉功能降低，可能需要行正压通气。心血管功能会受到影响。

可采用 Ramsay 镇静评分进行评估：2 ～ 4 分为镇静满意，5 ～ 6 分为镇静过度。

第三节　镇静、镇痛中的监测

镇静是一个连续的过程，患者的镇静水平可能未达到或超过预期。若能完善监测并及时处理镇静、镇痛药物可能带来的不良反应，适度镇静、镇痛的相关并发症大多都可以避免。2018 年《适度镇静和镇痛指南》中推荐：在整个诊疗过程中，除了实施外科操作的医护人员外，应确保有麻醉医师在场，监测患者的意识水平、通气及脉搏血氧饱和度、血流动力学，并记录相关参数。负责监测的医疗人员应接受过培训并能识别和管理呼吸暂停和气道梗阻。

第四节　常见口腔镇静、镇痛方法

常用镇静、镇痛方法主要包括行为诱导镇静、口服药物镇静、静脉药物镇静及笑气 / 氧气镇静、镇痛技术。

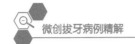
一、非药物镇静：行为诱导镇静

广义上，行为诱导镇静是指不使用任何药物达到缓解焦虑、恐惧情绪的技术。狭义上，行为诱导镇静指通过医师的行为引导来缓解患者的焦虑情绪，其主要目的是降低患者对镇静药物的需求。

二、药物镇静技术

（一）口服药物镇静技术

口服药物镇静主要适用于患儿，但不适用于哭闹严重、完全无法配合服药或口腔治疗所需时间较长的患儿。口服药物镇静一般可使患儿达到轻度或中度镇静的效果，能有效缓解患儿紧张、焦虑情绪。口腔门诊中常用的口服药物是咪达唑仑或水合氯醛，通常在治疗前15 ~ 20分钟服用。

（二）静脉药物镇静技术

静脉药物镇静常用于成人患者，也适用于吸入笑气／氧气或口服镇静药物效果不佳的患者。使用该方法时医师应谨慎用药，且必须掌握高级心肺复苏技术。

2018年《适度镇静和镇痛指南》中建议：非全身麻醉时推荐使用苯二氮䓬类和右美托咪定；全身麻醉时推荐使用丙泊酚、氯胺酮和依托咪酯。

（三）笑气／氧气镇静、镇痛技术

笑气／氧气镇静、镇痛起效、恢复迅速，兼具镇静、镇痛作用，不良反应少，是口腔治疗中安全性较高且易被患者接受的镇静方式，目前也是口腔舒适化治疗的首选方案（图4-1）。

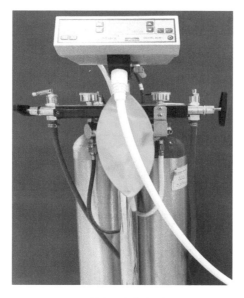

图 4-1　笑气 / 氧气供应装置

笑气 / 氧气镇静、镇痛技术的适用人群广泛，但仍有禁忌。慢性阻塞性肺疾病患者，严重药物依赖及精神异常者，妊娠期女性，有药物性或疾病性肺纤维化者，肠梗阻患者，耳鼻喉等器官性疾病患者（如鼻窦炎、中耳疾患、鼓膜移植），急性上呼吸道感染患者应慎用笑气 / 氧气。处于极度恐惧状态或无法配合吸入的患儿、不愿失去对自己掌控感的成年患者也不建议使用笑气。疾病发作期患者禁用笑气。

在使用笑气 / 氧气镇静时，采用滴定法可以给予不同的患者适当、个性化的剂量，避免镇静过度。快速诱导法又称冲击法，常用于患儿的口腔疾病治疗，不推荐用于成人。

1. **滴定法**

滴定法是通过逐渐增加药物剂量达到临床所需剂量的方法。在使用笑气 / 氧气镇静时，通过缓慢增加笑气的浓度直到患者达到舒适、放松的适度镇静状态。

2. 快速诱导法（即"冲击法"）

常用于患儿，镇静开始给予较高浓度的笑气（50%），可使患儿迅速安静并达到能够接受局部麻醉注射的状态。当达到适度镇静程度并完成局麻注射后，应适当降低笑气浓度。

第五节　口腔治疗中镇静、镇痛技术操作重点

一、患者评估

由医师对患者进行详细病史采集、体格检查，并根据 2019 年 10 月份更新的"ASA 身体健康状态分级"进行医疗风险评估。治疗前须评估患者的气道情况，无论患者是否存在气管插管情况，在镇静、镇痛或外科治疗过程中如出现呼吸不畅，均应进行正压通气。如患者存在异常的气道情况（如解剖结构异常、打鼾、睡眠呼吸暂停病史、病态肥胖、小下颌等），不仅会为正压通气操作带来困难，也可能增加自主通气时呼吸道阻塞的风险。

成年患者焦虑评估一般采用改良口腔科焦虑量表，总分 ≥ 13 分表明有很强的口腔科焦虑或恐惧。儿童通常使用儿童畏惧调查表 - 口腔科分量表（改良中文版），其分值越高表明口腔科焦虑程度越高，> 38 分提示患儿存在严重的口腔科焦虑。同时选择 Frankl 治疗依从性量表评价儿童的配合程度。

当临床医师无法准确评估所面临的临床风险时，应与麻醉医师

沟通或申请医疗会诊。

二、镇静、镇痛方法选择

（一）根据患者身体状况选择

1. ASA Ⅰ级和 ASA Ⅱ级的成年患者，适用的镇静、镇痛治疗方法较多，建议重点根据治疗方案及患者可接受的镇静、镇痛方法做出适当选择。ASA Ⅲ级患者通常患有严重的系统性疾病，实施镇静、镇痛治疗时面临的风险相对较大，可根据具体医疗会诊建议及焦虑分级做出适当选择。ASA Ⅳ患者（高危人群）一般患有危及生命的严重系统疾病，健康状态极不稳定，极易出现危急情况，建议进行会诊或转诊，除非发生紧急情况，不建议进行镇静、镇痛下拔牙等操作。

2. 2019 年，AAP/AAPD 针对实施儿童镇静的医师发布指南建议：ASA Ⅰ级和 ASA Ⅱ级的患儿是实施轻度、中度、深度镇静的适宜人群。ASA Ⅲ级、ASA Ⅳ级、有特殊需求、解剖气道异常或中重度扁桃体肥大的患儿则要慎重做出决策，尤其是实施中度、深度镇静以前，要考虑所面临的风险，应向相关亚专科专家或麻醉医师咨询或申请医疗会诊。

3. 行为分级为 Frankl 1 级和 Frankl 2 级的患儿实施轻到中度镇静困难，可根据口腔治疗方案选择深度镇静或全身麻醉。

4. 根据观察患儿具体行为表现，可以通过对部分 Frankl 2 级的患儿进行行为诱导、口服镇静药物等方法，使其状态转换为尚可配合的 Frankl 3 级。

5. 气道评估属于困难气道的患者应更加慎重选择镇静方式，不仅应考虑避免气道保护反射消失，也应避免刺激气道。

（二）根据需要拔除患牙难易程度选择

1. 大部分的恒牙及牙根常规拔除术，由于操作时间较短，可选择轻度镇静。

2. 在阻生第三磨牙拔除术中，应根据第三磨牙的情况选择镇静、镇痛方法：

Pell and Geogory 分类（详见本书第六章）Ⅰ类、Ⅱ类/高位、中位：操作较为简单，可选择轻度镇静。

Pell and Geogory 分类Ⅰ类、Ⅱ类/低位：由于下颌支前缘与第二磨牙远中面之间的间隙不能容纳阻生第三磨牙的近远中径，第三磨牙的最高部低于第二磨牙牙颈部，尤其是骨埋伏第三磨牙的拔除难度较大，可选择中度镇静。

Pell and Geogory 分类Ⅲ类/高位、中位、低位阻生：第三磨牙的绝大部分位于下颌升支内，存在较大骨阻力，导致拔除难度较大，可选择中度或深度镇静。

3. 当患儿需要拔除已萌出的多生牙或乳牙时，可根据身体状况及配合程度选择轻度或中度镇静。

4. 当患儿需要拔除埋伏多生牙时，可根据手术时间、身体状况及可配合程度选择轻度、中度镇静。对于操作过于复杂、身体状况特殊或配合程度极差的患儿，可根据需要选择深度镇静或全身麻醉。

上述选择仅供参考，具体临床镇静方案的选择应根据需拔除牙齿的操作难度、患者的焦虑水平与患者身体状况等综合考虑决定。

三、治疗前准备

患者接受镇静治疗前禁食水的原则建议参照 ASA 手术麻醉前禁食指南。实施镇静、镇痛治疗前须由患者本人或监护人签署镇静治疗知情同意书。

准备常规治疗设备（监护仪、氧气及正压供氧装置等）、急救设备（除颤仪等）及药物（血管活性药物、抗过敏药物等）。

四、患者复苏及离院

拔牙操作结束后，确认气道安全，患者处于完全清醒状态，语言及动作无障碍，生命体征恢复至基线水平。按照改良 Aldrete 离院评分系统评估，患者总得分大于 12 分、且单项没有低于 1 分的情况即可离院。

第六节　镇静、镇痛技术应用病例

一、成年患者应用镇静、镇痛技术病例

病例 1　成年患者笑气／氧气镇静、镇痛

📋 **病历摘要**

患者，女，31 岁。体重 65 kg，身高 166 cm。

既往体健，营养状态良好。无药物过敏史及麻醉手术史，无特殊用药史。气道评估无明显异常，近 2 周无上呼吸道感染及发热。患者 ASA Ⅰ 级。

诊断：28 阻生，38 埋伏阻生。

拟行：拔除患牙 28、38。

治疗过程

　　患者入诊室后采用改良口腔科焦虑量表评估患者焦虑评分为 20 分，严重恐惧口腔科治疗，适用镇静、镇痛治疗。生命体征大致正常（图 4-2A）。结合患者影像学检查结果及治疗方案，麻醉医师判断患者在中度镇静状态下可配合完成治疗，制订方案为：笑气 / 氧气镇静、镇痛 + 左侧下牙槽神经阻滞及 28 牙局部浸润麻醉下行微创阻生牙拔除术。

　　使用 15% 的初始滴定浓度，随后每隔 2 分钟以 5% 的浓度递增，患者吸入 35% 笑气后达到放松舒适状态，自述有微醺的感觉，Ramsay 镇静评分为 3 分（图 4-2B）。在局部麻醉注射处提前涂抹好利多卡因乳膏，完善局部麻醉后，此时 Ramsay 镇静评分为 2 分，由口腔颌面外科医师行阻生牙拔除术，术中生命体征正常（图 4-2C）。手术结束后，吸纯氧 5 分钟，确认患者气道安全，处于完全清醒状态，语言及动作无障碍，无自觉不适，改良 Aldrete 离院评分 14 分（图 4-2D），同意其离院。

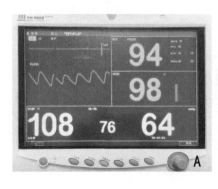

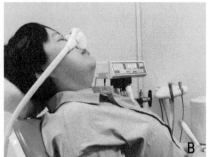

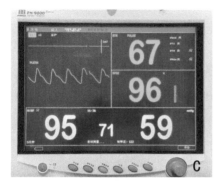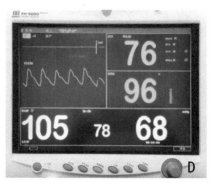

A. 镇静治疗前生命体征；B. 患者达到适度镇静状态；C. 拔牙术中生命体征；
D. 结束治疗，完全清醒离开诊室时生命体征。

图 4-2　患者接受笑气 / 氧气镇静、镇痛治疗的生命体征监测

病例分析

　　咽部反射严重的患者可加用利多卡因应用于咽喉部行局部麻醉。在整个治疗过程中均应密切观察患者气道状况，避免发生气道阻塞或者胸廓活动受限。

病例 2　成年患者静脉药物镇静

病历摘要

　　患者，女，20 岁。体重 50 kg，身高 158 cm。

　　患者既往体健，营养状态良好。既往无药物过敏史及麻醉手术史，无特殊用药史。气道评估无明显异常，近 2 周无上呼吸道感染及发热。患者 ASA 分级为 I 级。

　　诊断：38 埋伏阻生。

　　拟行：38 埋伏阻生拔除术。

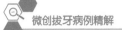
治疗过程

患者入诊室后，明显极度焦虑状态。生命体征正常（图 4-3A）。采用改良口腔科焦虑量表评估患者焦虑评分为 25 分，属于极度口腔科恐惧者，适用镇静、镇痛治疗。由于患者排斥鼻罩，麻醉医师制定的方案为右美托咪定静脉镇静 + 左侧下牙槽神经阻滞麻醉下阻生牙微创拔除术。

与患者充分沟通后，开放其右侧上肢静脉通路，静脉给予右美托咪定 1 μg/kg，即 50 μg 右美托咪定 10 分钟缓慢静注完毕。10 分钟后患者逐渐达到平静、放松状态，唤醒后可交流，自述感到困倦，Ramsay 镇静评分为 4 分。完善局部麻醉后，患者 Ramsay 镇静评分为 3 分（图 4-3B），行阻生牙拔除术，术中生命体征正常（图 4-3C）。口腔治疗全程中可吸入氧气，患者排斥鼻罩，在严密监测其气道和脉搏氧饱和度氧合无异常的情况下未给予氧气吸入。手术结束后，确认患者处于完全清醒状态，语言及动作无障碍，无自觉不适，改良 Aldrete 离院评分 13 分（图 4-3D），同意其离院。嘱患者当天禁止开车及从事精密操作。离院时需有陪同人员。

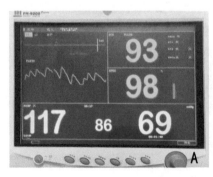
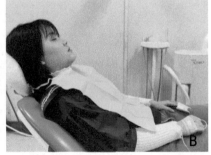

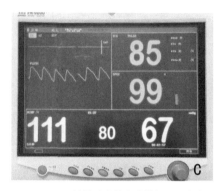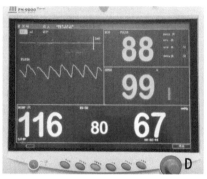

A.镇静治疗前生命体征；B.患者达到适度镇静状态；C.术中生命体征；
D.结束治疗，完全清醒离开诊室时生命体征。

图 4-3 患者接受静脉药物镇静、镇痛治疗的生命体征监测

病例分析

　　在口腔治疗结束后，如果患者意识恢复不佳，自主活动有障碍，应让其在陪同人员陪护下继续留观 30 分钟，再由实施镇静的医师评估，符合离院标准方可离院。对心理状态极度焦虑者、癫痫稳定期患者、单一静脉镇静无法达到所需适度镇静状态的患者可以应用静脉镇静药物联合笑气 / 氧气镇静治疗。

二、老年患者应用镇静、镇痛技术病例

病例 3　老年患者笑气／氧气镇静、镇痛

病历摘要

　　患者，女，86 岁。体重 60 kg，身高 160 cm。

41

患者冠状动脉粥样硬化性心脏病史，冠状动脉金属支架植入术后3年余，术后活动量可，6个月未发作过心绞痛或心肌梗死。糖尿病病史10余年，规律口服二甲双胍治疗，空腹血糖控制在6.5～6.8 mmol/L。无药物过敏史。气道评估无明显异常，近2周无上呼吸道感染及发热。患者ASA Ⅲ级。

诊断：13松动，23、35残根。

拟行：患牙13、23、35拔除术。

📋 治疗过程

患者焦虑评分为19分，属口腔科治疗恐惧者，生命体征正常（图4-4A）。结合患者的影像学资料及其口腔科治疗方案，麻醉医师判断患者在轻度镇静状态下可配合完成治疗，制订的方案为笑气／氧气镇静、镇痛＋局部麻醉下微创牙拔除术。

使用10%的初始滴定浓度，随后每隔2分钟以5%的浓度递增，患者吸入25%笑气后达到适度镇静状态，可正常交流，自述有欣快感，生命体征平稳，Ramsay镇静评分为2分。在局部麻醉注射处涂抹好利多卡因乳膏，完善局部麻醉后，患者Ramsay镇静评分为2分（图4-4B），行患牙拔除术，术中生命体征正常（图4-4C）。手术结束后，吸纯氧5分钟。确认患者气道安全，处于完全清醒状态，语言及动作无障碍，无自觉不适，改良Aldrete离院评分为14分（图4-4D），同意其离院。

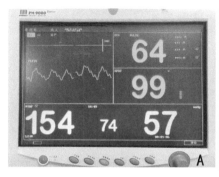 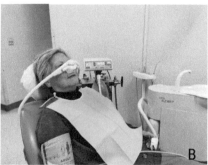

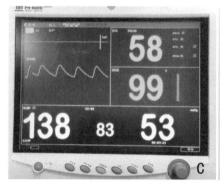 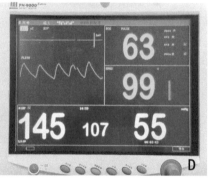

A. 镇静治疗前生命体征；B. 患者达到适度镇静状态；C. 术中生命

体征；D. 结束治疗，完全清醒离开诊室时生命体征。

图 4-4   患者接受笑气 / 氧气镇静、镇痛治疗的生命体征监测

📋 病例分析

　　对于合并其他系统性疾病的老年患者，应注意严密监测生命体

征，必要时可增加呼气末二氧化碳、心电图、血糖、体温等监测手段。

在整个治疗过程中均应密切观察患者的气道状况，避免发生气道阻

塞或者呼吸抑制。

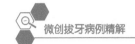
病例 4 老年患者静脉药物镇静联合笑气／氧气镇静、镇痛

病历摘要

患者，女，70 岁。体重 55 kg，身高 150 cm。

患者自述高血压病史 10 余年，长期规律口服氨氯地平治疗，血压控制在 140 ~ 150/70 ~ 90 mmHg，平日活动量尚可。否认其他系统性疾病，无药物过敏史及麻醉手术史。气道评估无明显异常，近 2 周无上呼吸道感染及发热。患者 ASA Ⅱ级。

诊断：26 残冠。

拟行：拔除患牙 26。

治疗过程

患者焦虑评分为 20 分，属于口腔科治疗恐惧者，适用镇静、镇痛治疗。患者入诊室血压高，170 ~ 175/80 ~ 90 mmHg，心率 100 次 / 分（图 4-5A）。麻醉医师判断在中度镇静状态下可将血压控制在理想范围且更利于配合完成治疗，为其制订的镇静、镇痛方案为咪达唑仑静脉镇静联合笑气 / 氧气镇静、镇痛 + 局部麻醉下微创拔牙术。

使用 10% 的初始滴定浓度，每隔 2 分钟以 5% 的浓度递增。吸入笑气的同时开放左侧上肢静脉通路，静脉给予咪达唑仑初始剂量 1 mg，通过联合滴定咪达唑仑使患者达到能接受口腔科治疗的镇静深度。患者慢慢进入安睡状态，但可唤醒，自述感觉困倦，全身轻飘无力，Ramsay 镇静评分为 4 分（图 4-5B）。在需要局部麻醉注射处提前涂抹利多卡因乳膏，完善局部麻醉后，患者 Ramsay 镇静评分为 3 分，由口腔颌面外科医师行患牙拔除术，术中生命体征正常（图4-5C）。手术结束吸入纯氧5分钟，留观室观察30分钟后，确认患者气道安全，处于完全清醒状态，语言及动作无障碍，无自觉不适，生命体征正常，改良Aldrete离院评分13分（图4-5D），同意其离院。不建议患者在治疗当天行文件签署等决策性工作，离院时需有陪同人员。

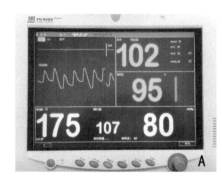
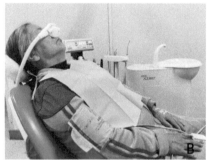
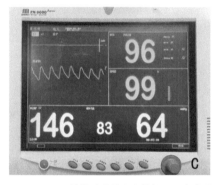
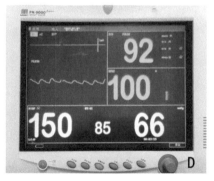

A. 镇静治疗前生命体征；B. 患者达到适度镇静状态；C. 术中生命体征；
D. 结束治疗，完全清醒离开诊室时生命体征。

图4-5 患者接受静脉药物镇静联合笑气/氧气镇静、镇痛治疗的生命体征监测

病例分析

　　老年患者的镇静治疗后，意识恢复可能更慢，活动易发生意外，故建议老年患者前来治疗时有家属陪同。结束治疗后休息约30分钟，再由实施镇静的医师评估后，符合离院标准方可离院。注意各类静

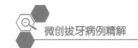
脉镇静药物在老年患者中的使用禁忌及对患者所患系统性疾病的影响，包括与患者目前所服用药物之间的相互作用。

三、儿童患者应用镇静、镇痛技术病例

病例 5　儿童患者笑气／氧气镇静、镇痛

📋 病历摘要

患儿，男，11 岁。体重 33 kg。

患儿既往体健，发育及营养状况正常。无药物过敏史及麻醉手术史。无家族遗传疾病史。气道评估无明显异常，近 2 周无上呼吸道感染及发热。患儿 ASA Ⅰ级。

检查：CBCT 示 11-21 区多生牙 2 枚，未萌出。

诊断：11-21 区埋伏多生牙 2 枚。

拟行：11-21 区多生牙拔除术。

📋 治疗过程

患儿口腔科分量表儿童口腔科恐惧评分 45 分，严重的口腔科治疗焦虑，入诊室后呈现紧张、害怕状态，Frankl 分级为 3 级，尚可配合，生命体征正常（图 4-6A）。根据口腔科治疗方案，麻醉医师判断在轻度镇静状态下可平稳完成治疗，为其制订的治疗方案为笑气／氧气镇静、镇痛 + 局部麻醉下行多生牙拔除术。

与患儿充分沟通后，提前选择好合适的鼻罩并提供给患儿玩耍，使其更配合治疗，协助其佩戴鼻罩。采用快速诱导法吸入笑气50%，患儿自述四肢有轻微麻木感，有轻飘的感觉，Ramsay 镇静评

分为 3 分（图 4-6B）。在局部麻醉注射处提前涂抹利多卡因乳膏，行鼻腭神经阻滞及所需拔除牙位的局部浸润麻醉（图 4-6C）。完善局部麻醉后，适当降低吸入笑气浓度（30%），Ramsay 镇静评分为 2 分，行多生牙拔除术。手术结束后，吸入纯氧 5 分钟，复苏室观察约 30 分钟，确认患儿气道安全，处于完全清醒状态，语言及动作无障碍，无自觉不适，改良 Aldrete 离院评分 14 分（图 4-6D），在家长陪同下离院。

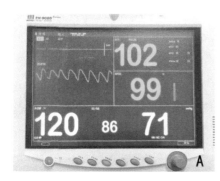
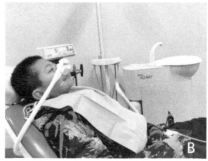
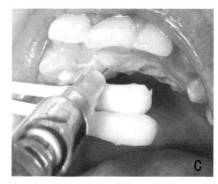
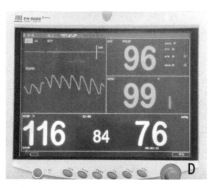

A. 镇静治疗前生命体征；B. 患儿接受笑气治疗；C. 行口腔内局部麻醉；
D. 结束治疗，完全清醒离开诊室时生命体征。

图 4-6　患儿接受笑气 / 氧气镇静、镇痛治疗的生命体征监测

病例分析

与成人相比，儿童镇静风险相对更高，除了强化患儿及监护人

笔记

对相关风险的认知，还应注意操作前患儿的身体状况及气道评估、适当禁食、由有经验的操作人员监护等。操作人员应具备抢救高于预期镇静水平儿童的能力，在任何治疗前必须获得成年监护人员的知情同意，应为监护人提供充足的提问机会，对相关治疗过程加以说明。操作过程中应密切观察患儿，避免发生气道阻塞或者胸廓活动受限。对存在笑气禁忌证的患儿，可采用静脉药物镇静。实施镇静、镇痛是为了让患儿接受舒适化治疗，存在一定的风险，国内外均不乏口腔治疗实施镇静、镇痛过程中出现死亡的案例。并发症多与呼吸相关，包括喘鸣、喉痉挛、气道阻塞、误吸和呼吸暂停等。

病例 6　儿童患者口服药物镇静联合笑气／氧气镇静、镇痛

📋 **病历摘要**

患儿，女，6 岁。体重 21 kg。

患儿既往体健，发育及营养状况正常。无药物过敏史及麻醉手术史。无家族遗传疾病史。气道评估无明显异常，近 2 周无上呼吸道感染及发热。患儿 ASA Ⅰ 级。

检查：CBCT 示 11-21 区多生牙，未萌出；61 乳牙滞留，松动Ⅰ°。

诊断：11-21 区埋伏多生牙，61 乳牙滞留。

拟行：拔除 11-21 区多生牙及 61 乳牙。

📋 **治疗过程**

患儿口腔科分量表儿童口腔科恐惧评分 52 分，严重的口腔科治

疗焦虑，入诊室后紧张、恐惧，生命体征正常（图 4-7A）。Frankl
分级 2 级，配合治疗程度较差，麻醉医师根据患儿行为表现，判断
通过行为诱导联合口服镇静药物可使患儿配合完成后续治疗。根据
口腔科治疗方案，麻醉医师判断患儿在中－深度镇静状态下可平稳
完成治疗，制订方案为口服药物镇静联合笑气／氧气镇静、镇痛＋局
部麻醉镇痛下行多生牙拔除术。

提前选择好合适的鼻罩并提供给患儿玩耍，使其更配合治疗，
准备好恰当剂量的咪达唑仑片剂。患儿在家属帮助下口服咪达唑仑片
7.5 mg，约 30 分钟后进入嗜睡状态，由家属抱至治疗椅位，Ramsay
镇静评分为 3 分。唤醒患儿协助其佩戴合适鼻罩，配合吸入 50% 笑气，
3 分钟后患儿进入睡眠状态，Ramsay 镇静评分为 4 分，自述感觉无力、
困乏（图 4-7B）。在局部麻醉处提前涂抹利多卡因乳膏，完善局部
麻醉（图 4-7C）后，将笑气浓度降低至 30%，Ramsay 镇静评分为 3
分，行多生牙拔除术。手术结束后，吸纯氧 5 分钟，复苏室观察约
30 分钟，待确认患儿气道安全，处于清醒状态，语言及动作无障碍，
改良 Aldrete 离院评分 14 分（图 4-7D），在家属陪同下离院。

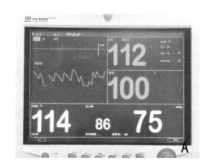
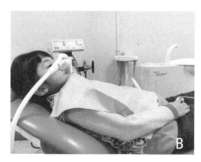

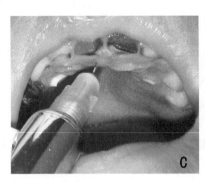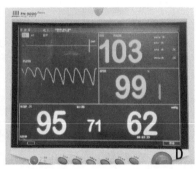

A.镇静治疗前生命体征；B.患儿达到镇静状态；C.行口腔内局部麻醉；
D.结束治疗，完全清醒离开诊室时生命体征。

图 4-7 患儿接受口服镇静药物联合笑气 / 氧气镇静、镇痛治疗的生命体征监测

病例分析

口服药物镇静效果受药物理化因素影响大，有一定的失败率，且个体差异巨大，无法调节镇静深度，一般不建议患儿同时服用 2 种镇静药物，故联合其他镇静方式（如笑气 / 氧气镇静、镇痛技术）效果更佳。成功实施口服药物镇静治疗的前提是选择适合的患儿及口腔治疗方案。患儿口服药物代谢较慢，恢复时间可能更长，活动易发生意外，故结束治疗后观察约 30 分钟，再由麻醉医师评估后，符合离院标准方可离院。提示监护人应全面照顾患儿，包括每次往返复诊途中的安全，儿童乘车时可能会向前低头而阻塞气道，提醒监护人进行严密观察。

病例 7　儿童患者静脉药物镇静联合笑气 / 氧气、镇痛

病历摘要

患儿，男，10 岁。体重 27 kg。

患儿既往体健，发育及营养状况正常。无药物过敏史及麻醉手术史，无家族遗传疾病史。气道评估无明显异常，近 2 周无上呼吸道感染及发热。患儿 ASA Ⅰ级。

检查：CBCT 示 21 腭侧多生牙 1 枚，埋伏阻生。

诊断：21 腭侧区埋伏多生牙。

拟行：拔除 21 腭侧区埋伏多生牙。

治疗过程

患儿口腔科分量表示儿童口腔科恐惧评分 35 分，轻度的口腔科治疗焦虑。入诊室后较为紧张，生命体征正常（图 4-8A）。Frankl分级 3 级，患儿配合治疗程度较好。根据患儿的影像学检查结果分析，其埋伏多生牙的位置会使本次口腔治疗操作难度增大、时间增长，结合其口腔科治疗方案，麻醉医师判断患儿在中度镇静状态下可平稳完成治疗，制订的治疗方案为咪达唑仑静脉镇静联合笑气 / 氧气镇静、镇痛 + 局部麻醉镇痛下行多生牙拔除术。

提前选择好合适的鼻罩提供给患儿玩耍，使其更利于适应接受。准备好咪达唑仑注射液。患儿佩戴鼻罩吸入浓度为 40% 的笑气，稍显效后开放患儿右侧上肢静脉通路，静脉给予咪达唑仑注射液初始剂量 0.5 mg，在局部麻醉处提前涂抹利多卡因乳膏。待患儿逐渐进入安静、放松的状态，可观察到患儿有不自主笑意，患儿自述有轻飘飘的感觉，Ramsay 镇静评分为 2 分（图 4-8B）。待镇静效果稳定后，行鼻腭神经阻滞及所需治疗牙位的局部浸润麻醉（图 4-8C）。完善局部麻醉后，将笑气浓度降低至 30%，Ramsay 镇静评分为 2 分，行多生牙拔除术。手术结束后，吸纯氧 5 分钟，复苏室观察 30 分钟，确认患儿气道安全，处于清醒状态，语言及动作无障碍，改良

Aldrete 离院评分 14 分（图 4-8D），在家长陪同下离院。

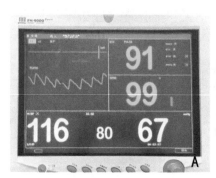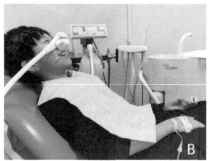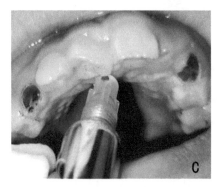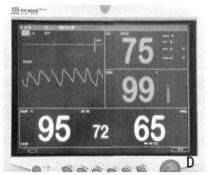

A. 镇静治疗前生命体征；B. 患儿达适度镇静状态；C. 行口腔内局部麻醉；
D. 结束治疗，清醒后离开诊室时生命体征。

图 4-8　患儿接受静脉药物镇静联合笑气 / 氧气镇静、镇痛的生命体征监测

病例分析

注意各类静脉镇静药物的是否对儿童有使用禁忌，患儿使用静脉镇静药物的剂量应更谨慎。对于使用静脉镇静药物的患儿，药物代谢需要一定时间，恢复期间活动易发生意外，故结束治疗后休息约 30 分钟，再由实施镇静的医师评估后，符合离院标准方可离院。

口腔舒适化治疗，强调以患者安全为先，遵循安全、有效和舒适的原则；最大程度地降低患者因口腔治疗所致的身体疼痛及心理不适。对每位患者进行详尽的治疗前评估，为患者选择最适当的镇静、

镇痛方法及最优剂量的药物是关键。配备具有合格急救能力的医疗人员对患者进行完善的治疗中监测，能及时发现并处理治疗中发生的各种紧急情况，降低患者在舒适化治疗中气道、循环等相关并发症的发生率是重点。

（温　娇　刘　冰　张　惠）

参考文献

1. American Society of Anesthesiologists Task Force on Sedation and Analgesia by Non-Anesthesiologists. Practice guidelines for sedation and analgesia by non-anesthesiologists. Anesthesiology，2002，96（4）：1004-1017.

2. Practice Guidelines for Moderate Procedural Sedation and Analgesia 2018：A Report by the American Society of Anesthesiologists Task Force on Moderate Procedural Sedation and Analgesia， the American Association of Oral and Maxillofacial Surgeons， American College of Radiology， American Dental Association， American Society of Dentist Anesthesiologists， and Society of Interventional Radiology. Anesthesiology，2018，128（3）：437-479.

3. ASA. ASA Physical Status Classification System. 2014.

4. CHARLES J COTÉ，STEPHEN WILSON.Guidelines for Monitoring and Management of Pediatric Patients Before， During，and After Sedation for Diagnostic and Therapeutic Procedures. Pediatr Dent，2019，41（4）：259-260.

5. Practice Guidelines for Preoperative Fasting and the Use of Pharmacologic Agents to Reduce the Risk of Pulmonary Aspiration：Application to Healthy Patients Undergoing Elective Procedures：An Updated Report by the American Society of Anesthesiologists Task Force on Preoperative Fasting and the Use of Pharmacologic Agents to Reduce the Risk of Pulmonary Aspiration.Anesthesiology，2017，126（3）：376-393.

第五章
常规牙齿拔除术

第一节　牙拔除术适应证及禁忌证

一、适应证

（一）牙体病损

牙体组织严重、广泛的龋坏，用现有的修复手段已无法恢复形态和功能者可拔除患牙。牙隐裂应根据具体情况决定拔除或保留患牙。

（二）根尖周病

根管治疗、根尖切除等方法无法治愈根尖周病变者可拔除患牙。但应考虑到根尖周病变的转归需要一定的时间，须综合考虑。

（三）牙周病

晚期牙周病病程较长，导致牙周骨组织破坏严重，常规治疗和手术治疗已无法保持牙齿的稳固和功能恢复者。

（四）牙外伤

仅有牙冠折断，牙齿经过治疗可以保留。牙齿折断至根中1/3者，一般为拔牙适应证。根尖1/3折断者，应在治疗后进行观察。外伤脱位或半脱位的牙，如牙体组织没有缺损，可视情况保留。

（五）埋伏牙、阻生牙

造成冠周炎频繁发作、引起邻牙疼痛、牙根压迫吸收和邻牙龋坏者均应拔除患牙。

（六）移位牙、错位牙

影响功能、美观，造成软组织创伤或邻牙龋坏，不能用正畸等方法矫正者均可考虑拔除患牙。

（七）额外牙

造成正常牙的萌出障碍或错位者，导致错𬌗畸形，为拔牙适应证。

（八）滞留乳牙

影响恒牙萌出者应当拔除。如恒牙先天缺失或阻生时，可根据治疗计划暂时保留患牙。

（九）治疗需要

正畸治疗需要进行减数的牙；影响义齿修复需要拔除的牙；囊肿或良性肿瘤累及的牙，均为拔牙适应证。

（十）感染病灶牙

病灶牙导致颌骨骨髓炎及牙源性上颌窦炎等局部病变时须拔除。

（十一）骨折累及牙

颌骨骨折线上或牙槽突骨折所累及的牙，根据牙的情况尽可能保留。

二、禁忌证

（一）心脏病

当患者心功能分级为Ⅰ级或Ⅱ级，在完善的镇静、镇痛条件下，可以执行包括拔牙在内的口腔小手术。一般认为以下情况应视为拔牙禁忌证，应暂缓拔牙。

1. 6个月内有心肌梗死病史者。

2. 最近开始频繁发作的心绞痛者。

3. 心功能Ⅲ～Ⅳ级，或有端坐呼吸、发绀、颈静脉怒张、下肢水肿等症状者。

4. 有3度或2度Ⅱ型房室传导阻滞、双束支阻滞、阿–斯综合征（突然神志丧失合并心传导阻滞）病史者。

5. 充血性心力衰竭患者。心血管病患者拔牙时，在完成镇静、镇痛后，我们应该使用微创器械尽可能减少周围组织损伤，快速、轻柔地完成拔牙手术，有条件的单位可与心血管专科医师合作，在开设心电监护的情况下拔牙。

（二）高血压

如心脏或肾脏没有受到损害，可视为拔牙耐受。高血压合并心脏病者，应完成血压控制后，血压低于180/100 mmHg时，再行拔牙。

（三）造血系统疾病

1. 贫血：血红蛋白（Hb）保持在 80 g/L 以上，血细胞比容保持在 30% 以上，一般可以拔牙。慢性贫血者，因机体已有适应性和代偿功能，即使血红蛋白较低也能耐受一般拔牙手术。老年或动脉硬化者，血红蛋白必须保持在 100 g/L 左右，以防止术中、术后出血。

2. 白细胞减少症和粒细胞缺乏症：周围白细胞计数低于 4×10^9/L，称为白细胞减少症；粒细胞绝对计数持续低于 2×10^9/L，称为粒细胞减少症。如低于 1×10^9/L，称为粒细胞缺乏症。中性粒细胞如低于 1×10^9/L 时，应避免拔牙及手术。如中性粒细胞在（$2.0 \sim 2.5$）$\times 10^9$/L，或白细胞总数在 4×10^9/L 以上，患者可耐受拔牙手术。

3. 白血病：急性白血病为拔牙绝对禁忌证。慢性白血病患者经治疗而处于稳定期内，如必须拔牙，应与专科医师合作，注意预防感染及出血。

4. 出血性疾病：原发性血小板减少性紫癜患者应选择血小板计数高于 100×10^9/L 时进行拔牙。甲型血友病患者如必须拔牙，应补充凝血因子Ⅷ。应特别关注出血性疾病患者的出血和感染。

（四）糖尿病

糖尿病患者空腹血糖控制在 8.88 mmol/L（160 mg/dL）以下时，方可拔牙。未控制且严重的糖尿病，应暂缓拔牙。糖尿病患者接受胰岛素治疗者，拔牙最好在早餐后 1 ~ 2 小时进行，此时药物达到最佳效果。

（五）甲状腺功能亢进

甲状腺功能亢进患者的拔牙时机是在控制住甲状腺危象后，静息脉搏在 100 次 / 分以下，基础代谢率在 +20% 以下，方可进行。麻药中勿加肾上腺素。术前、术中、术后应监测脉搏和血压,注意预防术后感染。

(六)肾脏疾病

各类急性肾病患者均应暂缓拔牙。各种慢性肾病患者,应准确判断肾脏损伤程度。

(七)肝炎

急性肝炎期间应暂缓拔牙。慢性肝炎患者可能出现凝血功能障碍,拔牙后容易出血。在决定拔牙之前,应对肝功能情况进行检查,如凝血功能检测等。

(八)妊娠期和月经期

在怀孕的第5、第5、第6个月,拔牙较为安全。拔牙时应解除患者顾虑及恐惧,麻药中不加肾上腺素。高度关注是否有妊娠并发症(贫血、高血压)的存在,最好与有关科室配合。月经期拔牙有可能发生代偿性出血,最好暂缓,如必须进行拔牙手术时,在注意防止出血的情况下,可以进行简单的拔牙手术。

(九)急性感染期

急性感染期是否可以拔牙,应根据炎症的性质、发展阶段、细菌毒性、全身健康状况来综合考虑。当急性炎症得到有效控制时,应该立即拔除引起感染的牙。

(十)恶性肿瘤

恶性肿瘤患者,如患牙位于恶性肿瘤中或已被肿瘤累及,拔牙会导致肿瘤扩散,创口难以愈合,应与肿瘤一同切除。放射治疗前,位于照射区域的患牙,应在放射治疗前 7 ~ 10 天拔除或完成治疗。放射治疗后,位于照射区域内的患牙,在放疗后 3 ~ 5 年内不予拔除,以免引起放射性骨坏死。在必须拔牙时，要尽可能减少创伤，术前、术后必须给予大量抗生素控制感染。

（十一）长期抗凝药物治疗

对长期服用抗血小板药物，如小剂量阿司匹林者，拔牙前通常可以不停药，如需停药，需与专科医师充分沟通，在评估确定对病情无影响的前提下，于术前3～5天开始停药，并在术中和术后采取有效的止血措施，如创口内放置碘仿、明胶海绵或采用局部冷敷等手段控制出血，术后观察30分钟，无活动性出血患者可以离开。次日无活动性出血，即可恢复血小板抑制类药物的服用。

（十二）长期肾上腺皮质激素治疗

长期使用此类药物，可导致肾上腺皮质萎缩。此类患者的机体应激反应能力及抵抗力均降低，如发生感染、创伤、手术等应激情况时，可导致危象发生，必须及时抢救，术后20小时左右是发生危象最险要的时期。拔牙前应与专科医师合作，术前迅速加大肾上腺皮质激素用量，注意减少创伤，消除患者的顾虑与恐惧，保证无痛及预防感染。

（十三）神经精神疾病

神经精神疾病患者主要表现为有效配合困难，如帕金森病患者经常有不可控的活动，大脑性麻痹患者则表现为痉挛状态。这类患者只有在全麻的状态下，方可进行拔牙手术。

为癫痫患者拔牙时，术前应给予抗癫痫药，去除口内义齿，减少进入口内器械，术中置入开口殆垫。如遇癫痫发作，应及时去除口内所有器械，放平手术椅，头低约10°，保持呼吸道完全通畅，解开患者领口，迅速吸出口内分泌物。给氧，注射抗痉剂（如劳拉西泮，4 mg肌内注射）。病情缓解后，如情况允许，应尽快完成治疗。

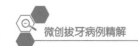
第二节 恒牙常规拔除术

一、拔牙基本步骤

（一）分离牙龈

持牙龈分离器贴紧牙面，从牙齿的近中龈沟或远中龈沟插入，直达牙槽嵴顶分离牙龈。先分离唇（颊）和舌侧牙龈，然后分离邻面牙龈。

（二）挺松患牙

临床遇到以下情况时，宜先挺松患牙：较牢固的牙齿、牙冠有大范围的充填物、牙冠部破坏较大。直接用牙钳不易夹紧且易将牙冠夹碎，常需先用牙挺挺松患牙后配合牙钳拔除患牙。

（三）安放牙钳

在拔除患牙前务必先核对牙位，根据牙位选择相应的牙钳。在操作过程中，需将钳喙沿着龈沟间隙插入牙颈部外形高点以下，尽可能向根方推进，且保持与牙齿长轴的一致。在施力之前需再次确认牙位是否正确。

（四）拔除患牙

使患牙脱位的力主要包括摇动力、扭转力和牵引力，在拔牙的过程中，可根据牙位和残根的具体情况结合运用这三种力量。

（五）搔刮牙槽窝

术后使用刮匙探查牙槽窝，刮除炎性肉芽组织及异物。

二、术后注意事项

拔牙部位放置的棉卷或棉球，嘱患者咬紧半小时至 1 小时后吐出，不要用手触摸伤口。拔牙当天不要频繁吐出唾液及其余口内分泌物，以避免引起血凝块脱落。拔牙 2 小时后可以吃温凉的半流食（稀饭等），避免患侧咀嚼。拔牙后 24 小时内不要漱口和刷牙。拔牙术后当天或第二天创口少量出血是正常情况，如出血较多应及时到医院检查处理。

三、上下颌恒牙拔除术

上颌牙槽突骨质较下颌疏松，多采取浸润麻醉的方式达到麻醉效果。上颌牙槽窝的唇颊侧与腭侧骨板的厚度不一，密度不同。整体而言，上颌牙的唇侧骨板较腭侧骨板薄，拔除时多向唇颊侧脱位。但有如下三个例外：①由于尖牙支柱的存在，上颌尖牙区颊侧骨板较致密，且尖牙牙根为所有牙根中最长，拔除难度较大；②由于颧突支柱的存在，上颌第一磨牙承担主要咬合力量，颊侧骨板较厚，且上颌第一磨牙有三个牙根，三根分叉较大，拔除时骨阻力和牙根阻力较大，不可采用暴力，而应采用分根的微创方式拔除；③上颌第三磨牙牙根远中的骨质较疏松，拔除时可将牙挺置于该牙的近中颊轴角，向远中殆方挺出。

下颌牙槽突骨质较上颌致密，除切牙区可采用浸润麻醉外，其余均采用阻滞麻醉达到麻醉效果。下颌切牙及尖牙区的唇颊侧骨板较舌侧骨板薄，拔除该区域牙时，多从颊侧脱位，拔牙后，该区域的颊侧骨板吸收较多，种植时常可见刃状牙槽突。下颌前磨牙的颊、舌侧骨板厚度相近，牙根均为略偏远中的扁根，在拔除过程中，应缓慢用力，时刻感受牙根动度，不可采用暴力，谨防断根。下颌磨牙的拔除多较复杂，这是由于该区域的颊侧有致密的外斜线结构存在，颊侧骨板厚而坚韧，骨阻力较大。

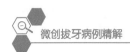
（一）上颌前牙拔除

上颌中切牙牙根横截面近似圆形，施予扭转力即可拔除。上颌侧切牙横截面呈卵圆形，且根尖偏向远中，因此拔除时以摇动力为主，待牙齿松动后，向下前并逐渐向偏远中施加牵引力。上颌尖牙牙根在全口牙中最长且唇侧骨板较薄，拔除时主要应用摇动力，最后向唇侧施予牵引力拔除。拔除前牙时示指、拇指放置于牙齿的唇舌侧，以感受牙齿的动度（图 5-1）。

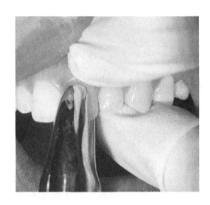

图 5-1 上颌前牙拔除术

（二）上颌前磨牙拔除

上颌第一前磨牙常有颊、腭两根，第二前磨牙常为单根。由于颊侧骨板较腭侧薄，因此以颊侧、腭侧摇动力为主，同时向颊侧远中施予牵引力，不宜施予扭转力，以防断根（图 5-2）。

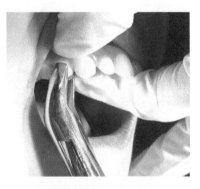

图 5-2 上颌前磨牙拔除术

（三）上颌磨牙拔除

上颌第一磨牙为三根，上颌第二磨牙以三根为主，较牢固。拔除上颌第一磨牙与第二磨牙时，可先用牙挺挺松患牙，再用牙钳向颊侧、腭侧施予摇动力，待牙松动以后，向下、远中、颊侧施予牵引力（图5-3）。

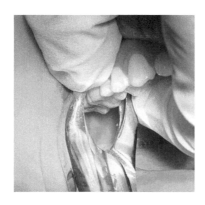

图 5-3　上颌磨牙拔除术

（四）下颌前牙拔除

下颌切牙、下颌尖牙多为直根，唇侧骨板较薄，但下颌尖牙根尖存在向远中弯曲的情况。用牙钳施予唇舌向摇动力后向唇侧、上方牵引拔除（图5-4）。

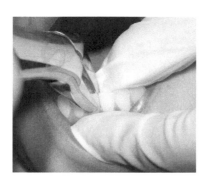

图 5-4　下颌前牙拔除术

（五）下颌前磨牙拔除

下颌第一、第二前磨牙均为单根，颊侧骨板较薄。拔除过程中以颊舌向摇动力为主，松动后施予上、颊侧、远中方向牵引力拔除（图 5-5）。

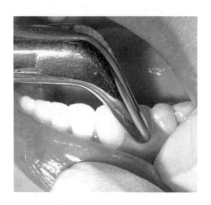

图 5-5 下颌前磨牙拔除术

（六）下颌磨牙拔除

下颌第一、第二磨牙多为两根，颊舌侧骨板较厚且颊侧有外斜线。拔除过程中应用牙钳施予颊舌向摇动力，松动后施予向颊侧、上方的牵引力拔除牙齿（图 5-6）。

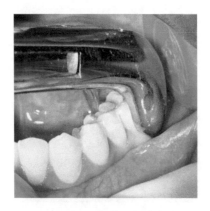

图 5-6 下颌磨牙拔除术

（七）牙弓外牙拔除术

牙弓外牙拔除术详见图 5-7。

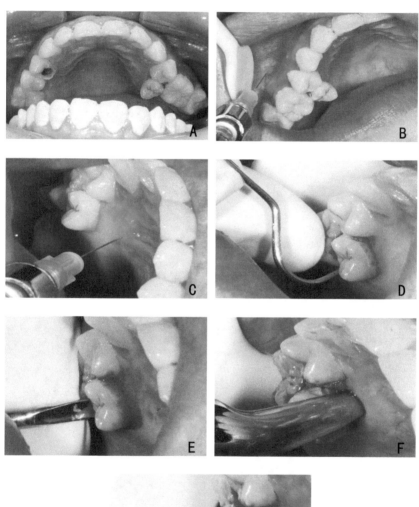

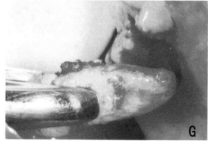

A.术前口内照示上颌第二前磨牙位于牙弓腭侧；B.颊侧浸润麻醉；C.腭侧浸
润麻醉；D.分离牙龈；E.挺松患牙；F.安放牙钳；G.拔除患牙。

术者：王凤泽，赵睿，许广杰。

图 5-7　牙弓外牙拔除术

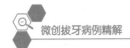
第三节　牙根拔除术

对于残根、断根，尤其是根尖周有病变的情况，都应拔除患牙。某些断根可影响拔牙创口愈合而引起感染，严重者有出现间隙感染的可能。断根为 5 mm 以下且无明显根尖周病变者可考虑不予拔除，如继续拔除有可能引起较大创伤，甚至会导致神经受损或上颌窦穿孔，则不予拔除。

一、前磨牙残根拔除术

前磨牙残根拔除术详见图 5-8。

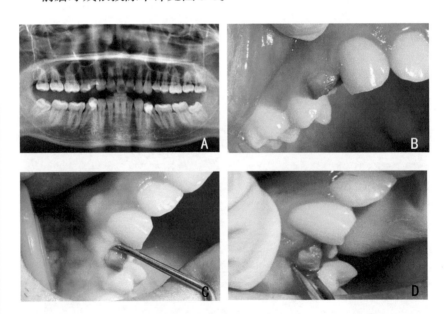

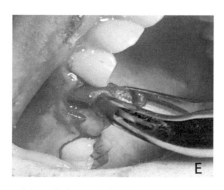

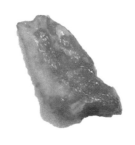

A. 术前 X 线片；B. 术前口内照；C. 局部麻醉后分离牙龈；D. 根挺沿远中颊轴角楔入患牙远中颊侧至牙周膜间隙，直达根方，示指和拇指置于患牙颊舌侧，既可以感受患牙动度，又可以防止根挺滑脱；E. 挺松牙根后，牙钳向颊侧和腭侧摇动取出患牙；F. 取出的上颌第一前磨牙残根，由于上下颌前磨牙牙根较长，根挺要尽可能楔入根方，牙钳尽可能向根方放置。

术者：王凤泽。

图 5-8 前磨牙残根拔除术

二、后牙残根拔除术

后牙为双根或三根，卡抱牙槽骨，且各根之间形成角度，脱位方向不一致，增加拔除难度。拔除此类残根的过程中，应尽量采用分根法，将多根分解为单根后拔除，尽力避免拔除过程中残根二次折断（图 5-9）。

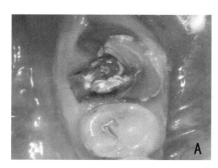

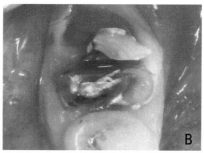

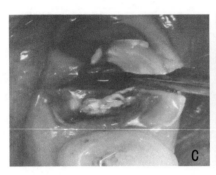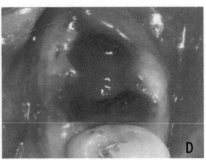

A.下颌第一磨牙残根；B.口腔科高速手机切割钻沿着患牙颊舌向分牙至根分叉，注意保护舌侧的软组织和舌神经；C.将细牙挺沿颊侧尽可能向根方楔入，旋转用力，将患牙分为近中、远中两部分；D.依次将近中、远中两部分取出，图为残根拔除后的牙槽窝。

术者：刘振华，陈永刚。

图 5-9 后牙残根拔除术

病例 8　复杂埋伏阻生牙膨大断根拔除术

病历摘要

患者，女，35 岁。

主诉：左下后牙断根间断性肿痛 3 个月。

既往史：患者自述 5 年前于外院行左侧下颌角磨切手术，术中牙冠折断，牙根未完全取出即行缝合。术后创口愈合欠佳，左下唇麻木，自服甲钴胺及维生素 B_{12}，麻木症状于半年后消失。近 3 个月来，自述拔牙处偶有疼痛，未行特殊治疗，现至我院就诊。其余无特殊。

专科检查

口内检查示左下颌第二磨牙远中牙龈略红肿，扣诊略有疼痛；探及第二磨牙远中牙周袋，深约 6 mm；第二磨牙牙𬌗面见暂封材料，未见明显松动，叩痛（－）。

影像学检查显示左下颌第三磨牙牙根残留，远中下颌升支骨质覆盖，根尖区高密度膨大影，紧邻下牙槽神经管上缘，界限欠清晰；下颌第二磨牙根尖区见小范围低密度影。左下颌角呈磨切术后表现，下颌神经管下缘距下颌骨下缘 4.42 mm（由于病例复杂，患者配合度欠佳，术中未能拍摄，特借助模式图完成术中复现，如图 5-10 所示）。

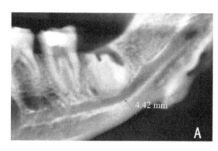
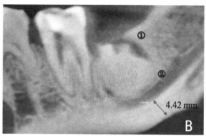

A. 术前锥形束 CT（Cone Beam CT，CBCT）检查。B.①牙根远中下颌升支覆盖，骨阻力较大；②根尖区膨大，且紧邻下牙槽神经管上缘，界限欠清晰。

图 5-10　影像学检查

治疗过程

为了准确了解膨大断根与相邻解剖结构的位置关系及设计手术方案，引入以患者 CBCT 数据为基础的三维可视化技术，继而通过3D 打印技术打印实体模型，仿真重现解剖结构，体外模拟外科手术（图 5-11）。

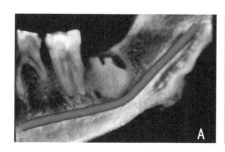
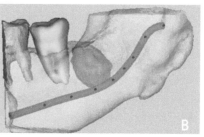

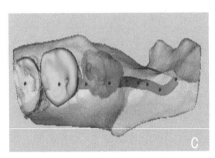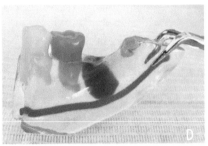

A+B+C. 三维可视化技术；D.3D 打印模型（由吴亮颖医师提供）。

图 5-11 通过 3D 打印技术模拟手术过程

操作难点：①牙根为 5 年前断根残留，存在较明显的软组织和骨性粘连；②根尖区与下牙槽神经管上缘紧邻，且无明显界限，手术操作过程中极易损伤下牙槽神经；③患者曾行下颌角磨切手术，骨板厚度仅为 4.42 mm，一旦用力不当，易造成下颌角骨折。

手术设计：①切开牙龈并全层翻开黏骨膜瓣；②在牙槽骨上定点，同心圆去骨至暴露牙根最大周径；③残根颊侧及远中去骨增隙；④微创牙挺楔入残根近中与牙槽骨间隙内，向远中及咬合面方向顺时针旋转用力，切勿向下颌角区域施力，以防止骨折。

手术操作：①全层切透并翻开黏骨膜瓣；② 45° 仰角手机高速切割钻在覆盖于残根的骨质上去骨开窗（图 5-12A 中的黑色圆），之后切割钻沿开窗暴露的区域顺时针逐步去骨，注意保护舌侧骨板（图 5-12B），包括去除残根远中覆盖骨质，直至完全暴露残根；③ 45° 仰角手机高速切割钻沿已暴露的残根进行去骨增隙（图 5-12C ～ 图 5-12E）；④微创牙挺向远中𬌗面顺时针用力，挺出残根。

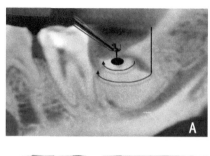
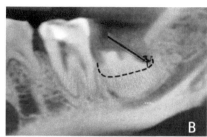
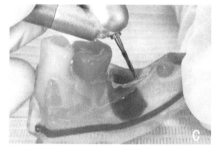
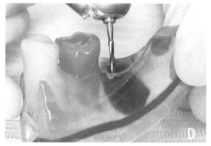
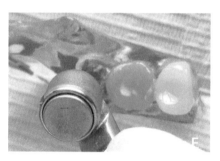

A. 高速切割钻去骨开窗及顺时针暴露残根最大周径；B. 切割钻沿残根周围进行去骨增隙；
C. 使用切割钻沿残根颊侧进行去骨增隙；D+E. 切割钻沿残根远中进行去骨增隙。

图 5-12　复杂埋伏阻生牙膨大断根拔除术

手术分析

　　术中使用微创牙挺的优势：①由于牙根折断达 5 年之久，出现了明显的骨粘连，需要挺刃锋利且纤细的牙挺，方可楔入牙根的较深位置挺出残根；②残根位置较深，且下颌角区骨质仅 4.42 mm，提示我们不能从残根颊侧施加朝向下颌角区方向的力量，防止出现下颌角区骨折。正确的方法是，挺刃楔入残根颊侧将力量施予下颌骨近中长轴来避开下颌角区。但由于残根位置较深，加之口角和下颌第二磨牙颊面的阻挡，传统牙挺从长度、挺柄宽度及挺刃角度设计上都难以胜任术中要求，因此术前设计时应采用微创牙挺进行操作（图5-13）。

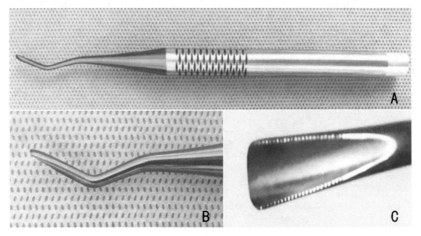

A.术中选择的微创牙挺；B.挺刃；C.挺刃尖端，其中侧缘可见粗糙面，利于旋转施力。

图5-13 采用微创牙挺进行手术操作

术中楔入微创牙挺，以骨板为支点，手指缓慢旋转牙挺，将力量传达至下颌骨长轴近中方向，使残根向远中、𬌗面脱位，直至挺出残根，切勿于神经管及下颌角区施加向下力量。本操作分为两步：

第一，微创牙挺先斜向楔入牙根 – 骨间隙（由于骨粘连，已无明显的牙周膜间隙），使挺刃找到骨板的支点（图5-14A）。

第二，微创牙挺向近中移位，施予挺刃远中力的同时配合手指施予挺刃顺时针小幅度的旋转力（图5-14B）。由于残根骨粘连较重，且下颌角区骨质薄弱，此步骤缓慢逐步施力，并重复数次。注意此步骤的骨板上支点与第一步一致，始终确保牙挺向下颌骨长轴近中的施力。

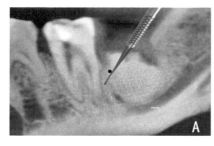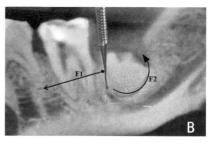

A. 步骤1。微创牙挺先斜向楔入牙根 – 骨间隙，图中圆点为挺刃的骨板支点。

B. 步骤2。F1：牙挺施加于下颌骨长轴近中的力；F2：牙挺挺刃施加于残根的旋转力。

图 5-14 采用微创牙挺的手术操作

完成以上步骤后，挺出残根，缝合（图 5-15）。

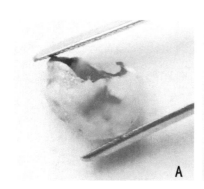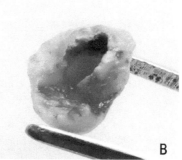

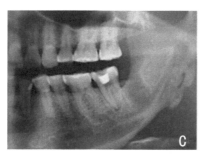

A+B. 拔除的残根，可见根端明显膨大；C. 术后影像学检查显示完整拔除残根。

术者：王凤泽，赵睿。

图 5-15 拔除残根与术后影像学检查

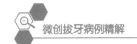
三、弯曲根处理

下颌第三阻生磨牙位于牙弓最后位置，深部断根往往较难直视，断根及根周情况复杂，在操作过程中，应使患者位于合适体位，光线充足明亮，医师不必严格保持端坐位，尽可能在直视下进行。确定无法直视的断根，应借助口镜反光看清断面形态，切忌盲目操作。

如果断根为双根或多根且尚未分开，可以用涡轮钻先分根，后再分别取出断根。断根上方常呈斜面，应选用合适的根挺或根尖挺插入斜面较高一侧的牙周间隙，应用楔力并辅以轻微转动，使断根稍松动后再逐步挺出。

如果断根周间隙过窄或牙槽骨内板可收缩性不足导致牙挺插入困难，可以选用细长的切割钻对断根周围进行增隙后，楔入牙挺后挺出。较小的，尤其是根尖弯曲的断根，若根管清晰可见，则可尝试用口腔科探针或根管扩大针，用力旋转插入根管内，常可轻易将断根带出。断根为 5 mm 以下且无明显根尖周病变者，继续拔除有可能造成较大创伤，甚至会导致神经受损或上颌窦穿孔，可以遗留不拔，但应与患者说明情况，征求患者同意。

具体过程详见图 5-16。

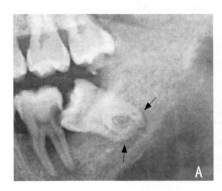
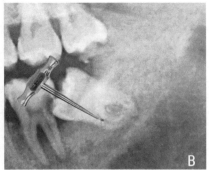

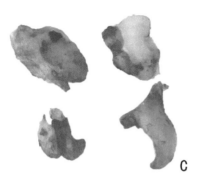

A. 术前影像学检查；B. 三角挺锋利挺刃沿弯根周缘寻找切入点，通常由断面较高的一侧切入，以周缘牙槽骨为支点，将三角挺插入牙周膜间隙，旋转牙挺，逐步去除阻力，使弯根顺利脱位；C. 完整拔除 2 个弯根。

术者：王凤泽。

图 5-16 弯曲根的处理

四、膨大根处理

有些断根由于根端肥大、根尖周粘连，亦难取出断根，尤其是上颌阻生第三磨牙膨大断根，可以使用切割钻于断根颊面磨一凹槽，用三角挺以颊侧骨板为支点将膨大断根挺出，避免伤及邻牙牙根。具体过程详见图 5-17。

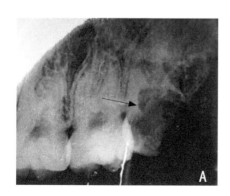
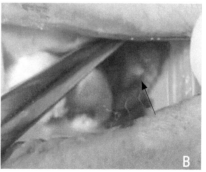

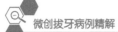
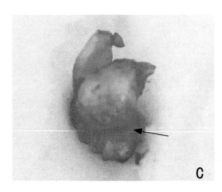

A. 术前影像学检查；B. 在图中箭头标记处磨一凹槽，用三角挺完整拔除阻生牙残根；

C. 拔除的患牙。

术者：王凤泽。

图 5-17 膨大根处理

（王凤泽 赵 睿 郭 澎）

参考文献

1. 耿温琦，王收年. 下颌阻生智齿 .2 版 . 北京：人民卫生出版社，2008.

第六章
阻生牙拔除术

阻生牙是指各种原因（邻牙、骨或软组织的阻碍等）引起的只能部分萌出或完全不能萌出，且以后也不能萌出的牙齿。

随着生活水平不断提高，人们的生活习惯渐渐改变，食物逐渐精细化，导致日常咀嚼运动时颌骨的负荷刺激降低，引起颌骨萎缩，造成下颌骨逐渐缩小，这是导致牙埋伏阻生的主要原因。与此同时，牙齿形态及大小并没有发生显著变化，导致骨量相对小于牙量，颌骨缺乏足够的空间容纳全部牙。

最常见的阻生牙是下颌第三磨牙、上颌第三磨牙，其次是上颌尖牙、下颌前磨牙。如不及时拔除阻生牙，常出现如下危害：①错殆畸形：阻生牙破坏局部或全牙列的结构。②急慢性炎症：临床多见下颌第三磨牙冠周炎。阻生牙牙冠可部分或全部为龈瓣所覆盖，致使牙冠与牙龈间形成盲袋，易导致食物残渣嵌塞和细菌繁殖，引起急性冠周炎。当冠周炎处理不当或患者全身情况较差时，可引发

笔记

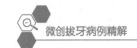

咬肌间隙、翼下颌间隙等多间隙感染。③邻牙损伤：第三磨牙阻生易造成与第二磨牙的间隙或第二磨牙远中龈瓣内被长期无法自洁的食物嵌塞，极易导致第二磨牙远中龋坏。另外，各位置的阻生牙均具有萌出趋势，当萌出路线恰抵于邻牙牙根时，可导致邻牙牙根吸收。④含牙囊肿：上颌恒尖牙和下颌第三磨牙阻生均易导致含牙囊肿发生。

  阻生牙因位置特殊、邻近重要解剖结构、与邻牙关系密切的特点，术者应在术前利用根尖片、曲面断层片和 CBCT 对阻生牙周围的局部解剖结构、阻生牙的形态和位置、与邻牙的关系做出详细的检查和判断，其中，CBCT 是目前比较理想的判定埋伏阻生牙位置的技术。术前应从患者咬合情况、邻牙情况、全身情况等方面出发，综合制订个性化治疗方案，通过各种器械和手法，解除阻生牙周围的软组织阻力、邻牙阻力、冠根部阻力及骨阻力，以达到微创拔除阻生牙的目的，必要时可与口腔内科、修复科、正畸科和儿童口腔科等专家商讨，并根据埋伏牙的牙位、发育阶段、与邻牙及周围重要解剖结构的位置关系来制订周密可行的治疗方案。随着患者的年龄增长，骨质愈发坚硬致密，术后伤口愈合的速度会减慢，阻生牙的拔除难度和并发症的发生率也会提高，在通常情况下，如果不能用外科手术导萌和（或）正畸牵引的方式将阻生牙排齐到牙弓中，在没有特殊禁忌证情况下一般提倡早期拔除阻生牙。

第一节　下颌阻生第三磨牙拔除术

下颌阻生第三磨牙在阻生牙中最为常见，位于下颌升支前下缘内侧。颊侧骨板较厚且有外斜线的存在，成为骨阻力产生的重要原因，可作为牙挺操作时的支点。舌侧骨板较薄，在阻生牙拔除过程中注意防止舌侧骨板骨折。下颌阻生第三磨牙是距离下颌神经管最近的牙，牙根可在神经管的上方、侧方，甚至有可能侵及神经管，应特别注意防止损伤下牙槽神经血管束。近年来有文献报道，应用正畸牵引的方式拔除根尖侵及神经管的阻生牙取得了较好的治疗效果，但在适应证的选择上应谨慎。

下颌阻生第三磨牙本身的变异较大，术前应结合详细的影像学检查确定治疗方案。临床上以两根较常见，其次为结合根和融合根。近中和水平阻生牙的根尖向近中弯曲较多见，牙齿垂直阻生时，根尖向远中弯曲多见，常为断根的主要原因。双侧下颌阻生第三磨牙的牙位、牙冠、牙根及根尖形态存在一定程度上的对称性，一侧拔牙的经验可为拔除另一侧牙提供参考。

一、翻瓣类型及注意事项

类型一：经典法

切口设计要点：①远中偏颊侧切口，并沿下颌第二磨牙龈沟至近中，于下颌第二磨牙近中颊轴角做角形切口，两切口成角约145°，注意角形切口勿超过前庭沟，否则易导致颊部区肿胀；②切口要全层切开黏骨膜，骨膜分离器紧贴骨面，沿骨膜下将黏骨膜瓣翻起（图6-1）。

笔记

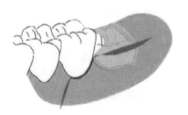

图 6-1 经典法

类型二：Szmyd 黏骨膜瓣

切口设计要点：①远中偏颊侧切口，切透黏骨膜；②在下颌第二磨牙远中呈弧形切至近中，保护下颌第二磨牙颊侧附着龈；③全层切开黏骨膜，骨膜分离器紧贴骨面，沿骨膜下将黏骨膜瓣全层翻起（图 6-2）。

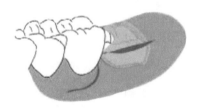

图 6-2 Szmyd 黏骨膜瓣

类型三：前庭沟长切口

切口设计要点：①远中偏颊侧切口切开黏骨膜，并沿颊侧龈沟做龈沟内切口至下颌第二磨牙近中；②用骨膜分离器从下颌第二磨牙近中开始紧贴骨面旋转，推进至远中颊侧切口，沿骨膜下全层翻起黏骨膜瓣（图 6-3）。

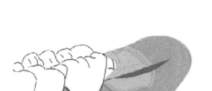

图 6-3 前庭沟长切口

类型四：改良 Szmyd 黏骨膜瓣

切口设计要点：①远中偏颊侧切口切开黏骨膜，在第二磨牙远中斜行切下；②全层切开黏骨膜瓣，骨膜分离器紧贴骨面，沿骨膜下将黏骨膜瓣全层翻起（图 6-4）。

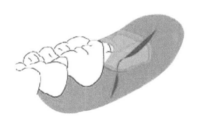

图 6-4 改良 Szmyd 黏骨膜瓣

二、临床注意事项

初学者在切开翻瓣过程中常常遇到困难，主要有黏骨膜剥离困难、翻瓣不完整、出血较多、术野不清，进而影响操作，无法顺利拔除阻生牙，甚至可能加重术后肿胀。现将切开翻瓣过程中的主要问题和解决方法归纳如下。

（一）黏骨膜剥离困难原因及注意事项

1. 切开翻瓣时未全层切开黏骨膜瓣，致牙龈分离不充分。翻瓣时未沿骨面翻起，而将骨膜与黏膜分离，导致翻瓣困难且出血。在

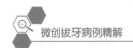
切开黏骨膜时，应垂直于骨面用力，刀刃直达骨面切断骨膜，翻瓣时应由近中切口进行，在骨膜下紧贴骨面，将黏骨膜完整翻起。

2. 磨牙后区的后部，近下颌升支处有颞肌肌腱附着，部分患者颞肌肌腱可达第三磨牙远中，导致剥离困难，此时，应选用薄刃剥离子，操作手有稳定支点，另一手于咽腔侧保护，用力、仔细剥离。

3. 冠周炎反复发作的患者，第二磨牙远中龈瓣常伴有肉芽增生，且与周围组织粘连，此时可增加锐性分离，边分离边去除肉芽组织，采用锐性、钝性相结合的方式剥离黏骨膜。

（二）翻瓣过程中出血较多

初学者比较畏惧出血，在切开翻瓣过程中不可避免地会产生少量出血，配合吸引器即可完成操作，但对术区解剖结构不熟悉而导致的非必要出血则要尽可能避免，在此有以下四点需要强调。

1. 充分分离牙龈，黏骨膜瓣需沿骨面完整翻起，避免黏骨膜瓣撕裂，详见前文。

2. 磨牙后区切口勿偏向舌侧，磨牙后区近下颌升支处有收纳翼丛回流的小静脉穿行，向下引入面静脉。该静脉在磨牙后区位置不定，但多位于偏舌侧位置，因此磨牙后区切口应偏颊侧，舌侧组织瓣采用钝性分离。也可以在第二磨牙远中龈缘的舌侧角开始行刀，弧形转向颊侧，此操作可暴露阻生牙较多舌侧部分，术野清晰，同时避免过多出血。

3. 颊侧翻瓣时勿越过外斜嵴，外斜嵴上方为颊肌附丽位置，若翻瓣越过外斜嵴，则造成术中出血较多及加重术后肿胀。

4. 为减少术中出血，可在第三磨牙颊侧近中、颊侧远中角和磨牙后垫区多点注射含肾上腺素的麻药。

第二节 阻生牙分类方法

目前较常见且临床应用最为广泛的阻生牙分类方法有 Pell and Geogory 分类法和 Winter 分类法。

一、Pell and Geogory 分类法

该方法主要根据下颌第二磨牙与下颌升支间能否容纳第三磨牙，以及第三磨牙牙殆平面与第二磨牙牙殆平面之间的关系来对阻生牙进行分类。

（一）根据阻生牙与下颌支及第二磨牙的关系分类

Ⅰ类：下颌支前缘与第二磨牙远中面之间的间隙容纳阻生第三磨牙的近远中径。

Ⅱ类：下颌支前缘与第二磨牙远中面之间的间隙不能容纳阻生第三磨牙的近远中径。

Ⅲ类：下颌阻生第三磨牙全部或部分位于下颌支内。

（二）根据牙在颌骨内的深度分类

高位（Level A）：牙的最高部平行或高于牙弓殆平面（图 6-5A）。

中位（Level B）：牙的最高部低于殆平面，高于第二磨牙牙颈部（图 6-5B）。

低位（Level C）：牙的最高部低于第二磨牙牙颈部及骨埋伏牙（图 6-5C）。

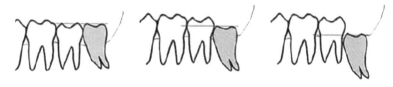

A. 高位，Level A；B. 中位，Level B；C. 低位，Level C。

图 6-5 牙在颌骨内的深度分类

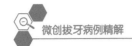
二、Winter 分类法

该方法是根据第二磨牙长轴与第三磨牙长轴之间的夹角将第三磨牙分为远中阻生、近中阻生、垂直阻生、水平阻生、倒置阻生、颊向阻生、舌向阻生（图6-6）。

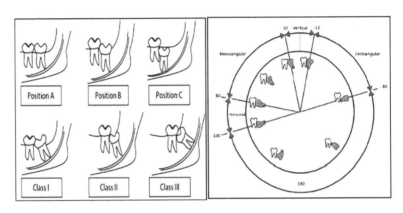

图 6-6 Winter 分类法

第三节 阻力分析

阻生牙的阻力由以下四部分组成：冠部阻力（软组织阻力＋骨阻力）、骨阻力（冠方阻力＋根方阻力）、邻牙阻力、根部阻力。

一、冠部阻力

冠部阻力主要来源于软组织和骨组织。

冠部阻力是由于阻生牙表面部分被骨组织、牙龈全部或者部分覆盖，阻碍阻生牙的颌向脱位而产生的力。该类阻力可通过去除冠部覆盖骨质及分离牙龈来解除。

二、骨阻力

骨阻力主要是由于骨质部分或全部覆盖于牙冠外形高点以上而产生的力。其中，临床上较常见的骨阻力多存在于阻生牙远中（垂直阻生和远中阻生）或者颊侧（近中阻生和水平阻生）。骨阻力可通过去骨和分牙的方式来解除。

三、邻牙阻力

邻牙阻力是由于第二磨牙的阻挡而产生的阻力。阻力的大小取决于阻生牙的近中倾斜程度及在牙槽骨内的深度。邻牙阻力可通过去骨和分牙的方式来解除。

四、根部阻力

根部阻力主要来源于包绕牙根周围的骨组织，解除根方阻力是阻生牙拔除术成功的关键步骤之一。根部阻力的大小取决于牙根形态（图 6-7）。

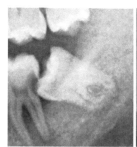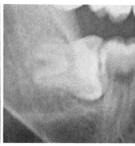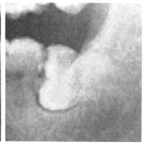

图 6-7　不同的牙根形态

融合根、特短根、锥形根、根尖未发育完全的阻生牙，根部阻力小，用挺出法即可拔除。双根或多根阻生牙根部阻力较大，较常见情况包括根分叉较大，牙颈部区域存在较大的骨质倒凹，根尖区出现弯

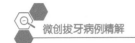
曲或膨隆，牙根周围存在骨性粘连，牙根周围骨质致密。此类情况通常采用去骨增隙、分牙及分根的方式来解除阻力。

第四节　阻生牙拔除术常见病例分析

一、下颌垂直阻生第三磨牙拔除术

下颌垂直阻生牙阻力常来源于软组织阻力、周围骨组织阻力、根部阻力。在手术过程中需要切开牙龈并全层翻开黏骨膜瓣，高速仰角手机去除覆盖在牙冠周围的骨质来解除阻力。如果阻生牙根分叉较大导致根部阻力较大，则需使用仰角手机切割钻从阻生牙殆面正中切割至根分叉处，将阻生牙分割成近乎对称的近中、远中两部分来解除阻力。若根部阻力较小，则直接挺出即可。

病例9　融合环抱根垂直阻生牙拔除术

阻力分析：软组织阻力（图 6-8）。

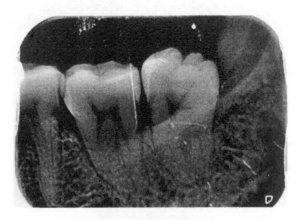

图 6-8 术前 X 线片

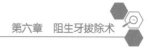
Pell and Geogory 分类：Ⅰ类，Level A；Winter 分类：垂直阻生。

难点分析：①可见冠周骨高密度影；②牙根为融合环抱状。

手术设计：牙挺沿阻生牙近中颊轴角楔入牙周膜间隙，向远中挺出患牙，鉴于冠周骨高密度影，可配合牙挺楔入阻生牙颊侧牙周膜间隙挺松患牙（图6-9）。

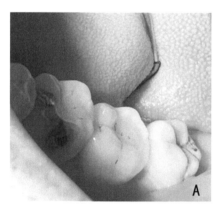
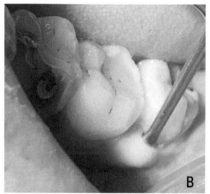
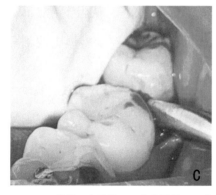
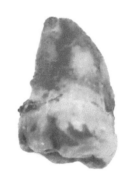

A. 术前口内照片；B. 分离牙龈；C. 术中将牙挺楔入阻生牙近中牙周膜间隙内，左手示指扶在阻生牙舌侧，感受阻生牙的动度，防止牙挺滑脱；D. 拔除的患牙。

术者：王凤泽。

图 6-9　手术过程

病例 10　双根垂直阻生牙拔除术

阻力分析：软组织阻力＋骨阻力＋根部阻力（图6-10）。

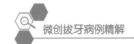
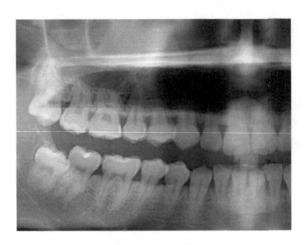

图 6-10 术前 X 线片

Pell and Geogory 分类：Ⅱ类，Level B；Winter 分类：垂直阻生。

难点分析：①牙冠远中骨质覆盖；②牙根为双根。

手术设计：切开翻瓣（图 6-10、图 6-11A），仰角手机高速切割钻去除骨质至牙冠暴露（图 6-11B、图 6-11C），牙挺沿阻生牙近中颊轴角楔入牙周膜间隙，向远中挺出患牙，可配合牙挺楔入阻生牙颊侧牙周膜间隙挺松患牙（图 6-11D）。

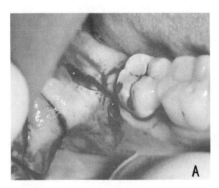
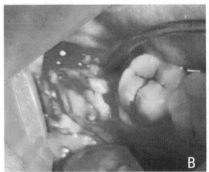

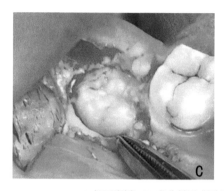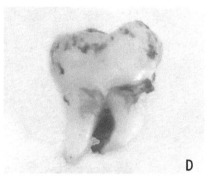

A.切开翻瓣；B.充分暴露术区后，可见患牙为垂直埋伏阻生；
C.去骨暴露牙冠最大周径；D.牙挺挺出的患牙。
术者：王凤泽。

图 6-11　手术过程

二、下颌近中阻生第三磨牙拔除术

在拔除下颌近中阻生牙的过程中所遇阻力通常由软组织阻力、邻牙阻力、根部阻力和骨阻力综合构成。根据阻力不同，解除阻力的方法如下：①对于高位近中阻生牙，若仅有软组织阻力和邻牙阻力，可以将牙挺楔入阻生牙近中颊轴角的牙周膜间隙内直接挺出。②对于中位近中阻生牙，若邻牙阻力较大、牙根阻力不大时，可选择采用高速仰角涡轮手机切割钻切割阻生牙近中部分或全部牙冠，进而解除邻牙阻力。对于低位近中阻生牙，若邻牙阻力、骨阻力、根部阻力较大时，可选择采用高速仰角涡轮手机切割钻切割阻生牙近中部分或全部牙冠，进而解除邻牙阻力。③邻牙阻力与牙根阻力均较大者（双根或以上），可选择利用加长切割钻从阻生牙𬌗面正中切割至根分叉处，把阻生牙分割为呈近乎对称的近中、远中两部分，以解除根部阻力。以下根据阻力不同，做相应病例分析。

病例 11　根分叉小近中阻生牙常规拔除术

阻力分析：软组织阻力 + 邻牙阻力 + 根部阻力不大（图 6-12）。

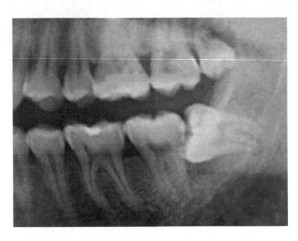

图 6-12　术前影像学检查

Pell and Gregory 分类：Ⅱ类，Level A；Winter 分类：近中阻生。

难点分析：①可见牙颈部骨高密度影；②阻生牙近中位于第二磨牙远中牙颈部以下，存在明显的近中邻牙阻力；③牙根为分叉根，存在根部阻力，根分叉角度较小，分根难度较大；④存在软组织阻力。

手术设计：①切开翻瓣，解除软组织阻力（图 6-13A）；②由于此病例阻生牙根分叉角度较小，不易精确分根，因此选择切割钻切割近中牙冠来解除邻牙阻力后（图 6-13B），将牙挺楔入牙根颊侧挺松牙根（图 6-13C ~ 图 6-13E）。

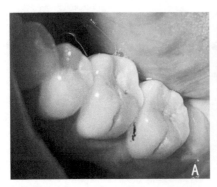
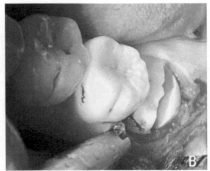

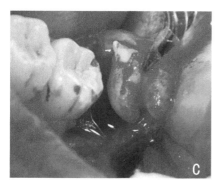
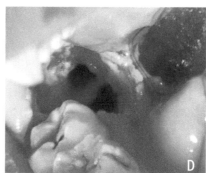

A. 口内检查示具有软组织阻力；B. 切割钻去近中阻力；C. 牙挺挺出牙根；

D. 可见清晰的牙槽间隔；E. 拔除的患牙。

术者：王凤泽。

图 6-13 手术过程

病例 12 融合根近中阻生牙常规拔除术

Pell and Gregory 分类：Ⅱ类，Level A；Winter 分类：近中阻生。

难点分析：①可见牙颈部骨高密度影（图 6-14）；②存在近中邻牙阻力；③牙根为融合根，根部阻力不大；④存在软组织阻力。

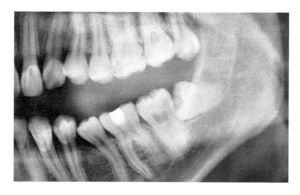

图 6-14 术前影像学检查

　　手术设计：①切开翻瓣，解除软组织阻力；②切割钻切割近中牙冠解除邻牙阻力后，将牙挺楔入牙根颊侧挺松牙根（图 6-15）。

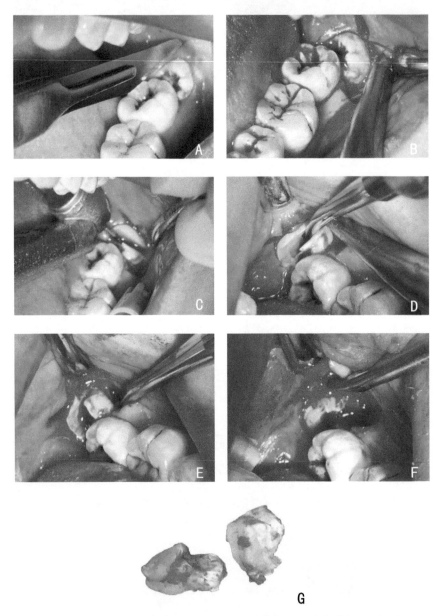

A. 术前口内照，偏远中颊侧做切口；B. 全层翻开黏骨膜瓣；C. 切割钻去除近中牙冠和邻牙阻力；D. 牙挺楔入分牙间隙内旋转用力，将阻生牙分为冠根两部分；E. 牙挺取出近中部分；F. 牙挺楔入阻生牙牙根颊侧间隙内挺松牙根；G. 术后拔除的阻生牙。
术者：王凤泽，吴斌。

图 6-15　手术过程

病例 13　骨埋伏近中阻生牙常规拔除术

阻力分析: 软组织阻力 + 邻牙阻力 + 根部阻力 + 骨阻力（图 6-16）。

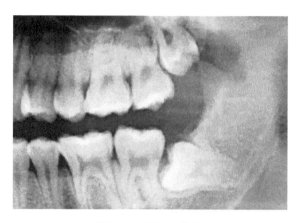

图 6-16　术前 X 线片

Pell and Gregory 分类: Ⅲ类, Level B; Winter 分类: 近中阻生。

难点分析: ①阻生牙近中位于第二磨牙远中牙颈部以下, 存在明显的近中邻牙阻力; ②牙冠大部分位于下颌升支前缘, 存在较大骨阻力。

手术设计: ①切开翻瓣（图 6-17A、图 6-17B）; ②去骨增隙暴露牙冠大部分（图 6-17C、图 6-17D）; ③用切割钻对阻生牙进行颊舌向切割（图 6-17E）, 牙挺插入分牙间隙内旋转用力, 使患牙分为冠根两部分后拔除（图 6-17F ~ 图 6-17K）, 如果邻牙阻力较大时, 可将牙冠部进行 T 形分牙, 使之成为颊舌两部分, 再行分段取出。

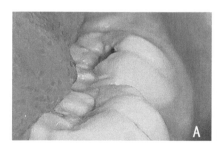
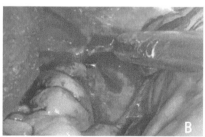

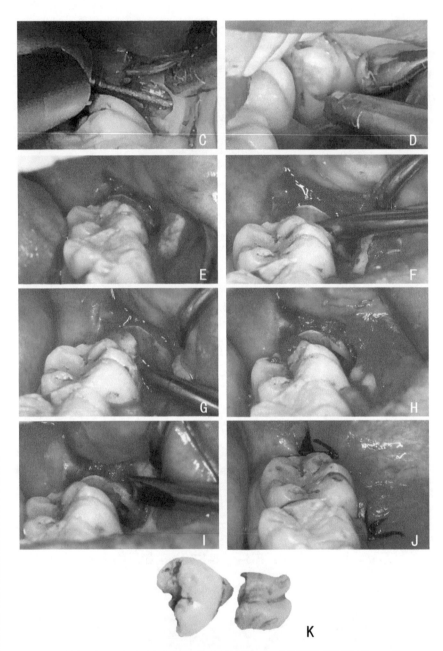

A. 术前口内照；B. 术中切开翻瓣后显示骨埋伏；C. 去骨暴露牙齿的周径；D. 暴露牙冠；E. 在颊侧和远中增隙，并用涡轮手机切割钻切割阻生牙近中部分，并增宽分牙间隙，以利于近中牙冠部分的挺出；F. 牙挺插入分牙间隙内旋转用力，将阻生牙冠与牙根分离；G. 牙挺取出近中部分；H. 阻生牙的牙根；I. 牙挺楔入牙根的远中及颊侧，将其挺松取出；J. 术后缝合；K. 术后拔除的阻生牙。
术者：王凤泽，赵睿。

图 6-17 手术过程

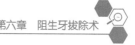

三、应用分根法解除下颌近中阻生第三磨牙根部阻力

若邻牙阻力与牙根阻力均较大者（双根或以上），选择利用长柄切割钻从阻生牙𬌗面正中切割至根分叉处，把阻生牙分割为近乎对称的近中、远中两部分，以解除根部拔除的阻力。由于近中双根阻生牙存在较大的根部阻力，现将 Farish 等专家将此类阻生牙的拔除方法概括如下：首先，采用高速手机切割钻从阻生牙𬌗面磨至根分叉；其次，弯牙挺插入分牙间隙，旋转用力将阻生牙分为近中、远中两部分；最后，将牙挺抵于远中部分的颊侧，将远中部分挺出，解除远中阻力，同法将牙挺抵于近中部分颊侧，将近中部分挺出。这一过程简洁明确，却没有提及最关键的内容——分根线是如何设计的。

在近中双根阻生牙的拔除过程中，经过切开翻瓣、去骨增隙后，如何准确地操控高速仰角手机切割钻分牙至根分叉尚无明确报道。有研究认为，切割钻沿阻生牙牙体长轴进行切割，可将患牙分为近中、远中两部分。另有研究提到，阻生牙长轴与第二磨牙长轴之间夹角小于 55° 时，分根成功率较高。笔者认为，对于位置较低的阻生牙，切开牙龈、翻开黏骨膜瓣、去骨增隙之后，阻生牙牙冠暴露往往较少，此时如何采取准确的分根角度进行切割，是许多临床医师面临的问题，笔者团队总结近中双根阻生牙拔除术病例并进行系统性分析后首次发现，在大多数近中双根阻生牙病例中，阻生牙分根线与第二磨牙颊面近远中对角线近乎平行，通过术前在曲面断层片或者 CBCT 上进行平行线设计可为准确分根提供参考，这大大提高了近中双根阻生牙准确分根的成功率。

陈扬熙教授主编的《口腔正畸学——基础、技术与临床》一书中提到：在人类长期的进化过程中，从爬行到直立行走及生活习惯

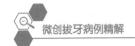
的改变，特别是食物的精细化，极大地影响着颌骨形态的改建。久而久之，颌骨在发育过程中发生基质旋转，使下颌切牙舌向移动，导致第三磨牙萌出空间不足。这一旋转倾向同时使下颌第一、第二磨牙在萌出的过程中具有向近中倾斜的趋势。另外，由于牙齿在长期的进食过程中存在邻接的自然磨耗，我们猜想第三磨牙的纵轴与第二磨牙牙冠颊面近远中对角线呈现近乎平行的角度，我们称之为"两线平行分牙法"。

当近中双根阻生牙位置较低且根部阻力较大时，建议选择去近中牙冠后，以分根法解除根部阻力，直至拔除全部患牙。在拔除近中双根阻生的下颌第三磨牙时，分根法相较于解除近中阻力法具有以下优势：①若分牙线准确，则双根阻力变为单根阻力，挺出牙根难度大大降低；②分根后，牙根阻力解除，可在少量去骨的情况下拔除阻生牙，创伤相对较小，术后并发症较轻；③对于根分叉大、牙槽间隔厚、牙根弯曲、牙根数目多的阻生牙，分根法可有效解除根部阻力，降低断根情况的发生率。分根法固然有其优势，但相较于解除近中阻力的方法，依然存在以下局限性：①部分阻生牙牙冠形态不规则、颊沟不显著、不位于牙冠正中，若分根失败，将大大提高拔牙难度。②由于阻生下颌第三磨牙常处于颌骨较深的位置，临床中难以观察，又因邻牙阻挡，分根时高速手机切割钻和车针很难置于理想位置并按照预定分根线离断牙体，此时，分根法的实施难度将大大超过解除近中阻力法，对术者技术、经验要求也相对较高。③在分根法的实施过程中，高速裂钻将不可避免地接触到根分叉区，势必对根分叉区、根尖区牙槽骨造成创伤，致出血较多、影响视野，甚至增加下牙槽神经损伤的风险。因此，在采用分根法拔除患牙的过程中，术者要比较准确地判断高速裂钻的放置位置及牙体与牙槽骨的界限，逐步深入，耐心完成操作。④在分根法的实施过程中，需要多次调整仰角机头角度。需注意的是，如果使用裂钻的时间较长，导致裂钻损伤颊、舌侧黏膜的可能性将随之增大。⑤分根法对患者的开口度要求更高，对于颞下颌关节将产生不利影响。⑥部分近中阻生牙根柱长度较长，实施分根法的难度较大。⑦部分阻生牙的牙根之间环抱，分叉角度较小，也容易导致分根失败。以上局限性可通过积累手术经验、提高手术熟练度、明晰阻生牙与周围解剖位置的关系、优化手术器械等方式解决。

两线平行分牙方案的操作要点如图 6-18 所示。

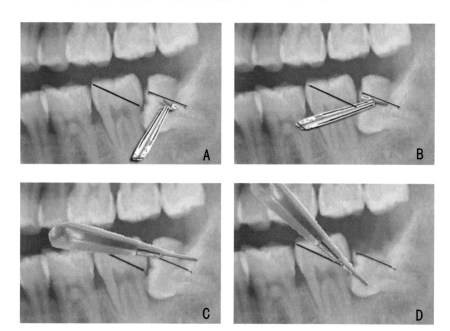

A. 切割钻先与牙面保持垂直，沿着画线磨出一深达舌侧的凹槽，舌侧保留薄层釉质，勿伤及舌神经；B. 仰角手机切割钻于制备的凹槽内变换至与第二磨牙近中、远中对角线相平行的角度，继而向根分叉方向，勿伤及舌神经；C. 牙挺楔入分牙间隙内，旋转将阻生牙分为远中和近中两部分，先用牙挺取出远中部分；D. 牙挺向远中方向取出近中部分。

术者：王凤泽，赵睿。

图 6-18 应用分根法解除根部阻力操作要点

病例 14　高位近中阻生牙分根拔除术

阻力分析：软组织阻力＋邻牙阻力＋根部阻力（图 6-19）。

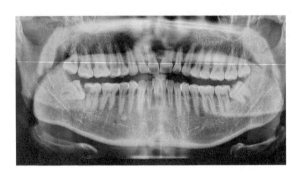

图 6-19　术前影像学检查

Pell and Gregory 分类：Ⅱ类，Level A；Winter 分类：近中阻生。

手术设计（图 6-20）：由于阻生牙近中倾斜，根分叉角度较大，选择切割钻从阻生牙殆面正中切割至根分叉处，把阻生牙分割呈近乎对称的近中、远中两部分来分段拔除。

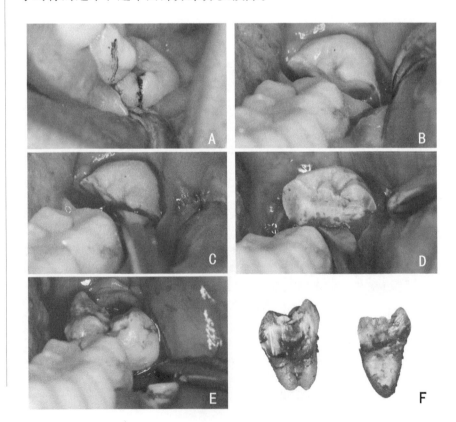

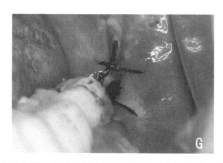

A.按照术前设计在第二磨牙和阻生牙牙冠部分绘制平行参考线；B.切割钻按照分牙线切割阻生牙至根分叉；C.弯牙挺插入分牙间隙旋转将阻生牙分成近中、远中两部分；D.牙挺先将远中部分挺出；E.牙挺向远中施力挺出近中部分；F.拔除的阻生牙，沿根分叉分为近中、远中两部分；G.术后缝合。

术者：赵睿，贾婷婷。

图 6-20　手术操作

病例 15　双根环抱中位近中阻生牙分根拔除术

Pell and Gregory 分类：Ⅱ类，Level B；Winter 分类：近中阻生（图 6-21）。

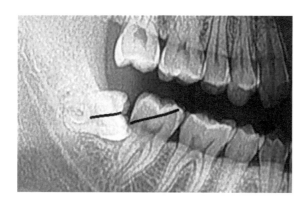

图 6-21　术前曲面断层片检查

难点分析：①存在软组织阻力；②阻生牙近中位于第二磨牙远中牙颈部以下，存在近中邻牙阻力；③根分叉明显，双根环抱，骨阻力较大。

手术设计：①切开翻瓣，解除软组织阻力；②切割钻在牙冠颊侧和远中部分增隙，由于根部阻力较大，考虑在解除近中阻力的同时解除根部阻力，设计为利用长柄切割钻从阻生牙𬌗面正中切割至根分叉处，将阻生牙分割为呈近乎对称的近中、远中两部分，以解除根部拔除的阻力和近中阻力；③采用无菌标记笔于47牙牙冠上标记近远中对角线，并在48牙牙冠上画与之平行的参考线，切割钻依据参考线进行分牙（图6-22）。

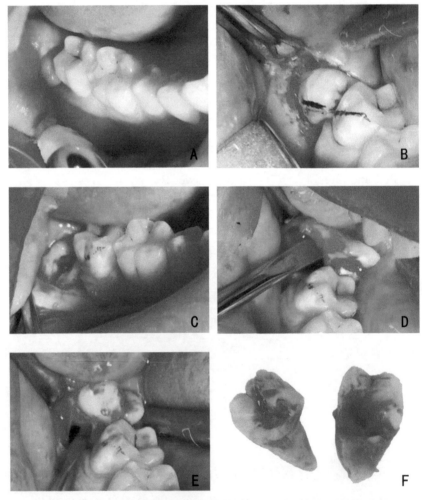

A. 术前口内照；B. 术中无菌笔标记平行参考线；C. 切割钻依据参考线进行分牙；D. 细牙挺插入分牙间隙内旋转将阻生牙分成近中、远中两部分，牙挺先挺出远中部分；E. 牙挺挺出近中部分；F. 拔除术后，可见阻生牙于根分叉处被准确分割。

术者：王凤泽。

图6-22 手术过程

病例 16　埋伏中位近中阻生牙分根拔除术

阻力分析: 软组织阻力 + 邻牙阻力 + 根部阻力 + 骨阻力（图 6-23）。

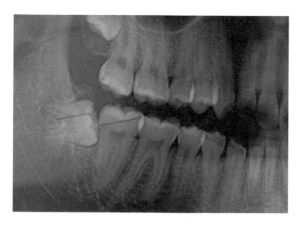

图 6-23　术前影像学检查

Pell and Gregory 分类：Ⅱ类，Level B；Winter 分类：近中阻生。

难点分析：①阻生牙近中位于第二磨牙远中牙颈部以下，存在明显的近中邻牙阻力；②根分叉较大且牙颈部区域存在较大的骨质倒凹，根尖区出现弯曲，存在较大的根部阻力；③存在较明显的骨阻力。

手术设计：①切开翻瓣后暴露牙冠；②颊侧和远中去骨增隙，解除骨阻力；③根据术前曲面断层片设计阻生牙分根线，术中以此线为参考，用切割钻分牙至根分叉处，将阻生牙分割为近中、远中两部分，以解除根部和近中的阻力（图 6-24）。

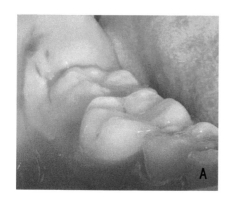
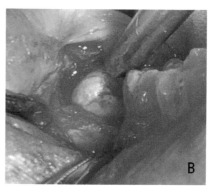

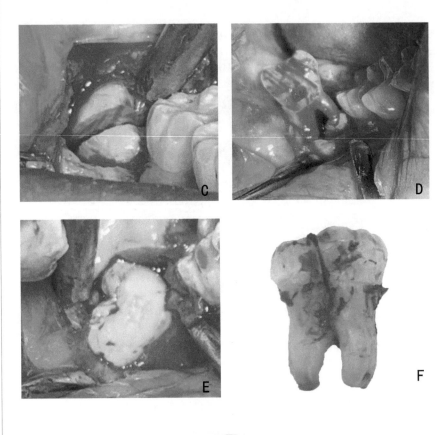

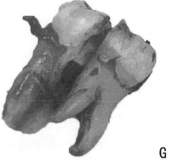

A. 口内观示阻生牙完全埋伏，软组织阻力明显；B. 切开翻瓣，暴露阻生牙，可见颊沟；C. 切割钻按照双步变向法分至根分叉，弯牙挺插入分牙间隙内旋转将阻生牙分成近中、远中两部分；D. 先取出远中部分，可见远中根部末端又分叉为两个根；E. 牙挺对近中部分向远中施力，挺出近中部分；F. 可见分牙线直达根分叉方向；G. 拔除的患牙。

术者：王凤泽。

图 6-24 手术操作

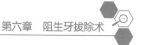

四、下颌远中阻生第三磨牙拔除术

病例 17　下颌远中阻生第三磨牙拔除术

阻力分析：软组织阻力 + 根部阻力（图 6-25）。

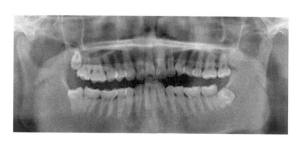

图 6-25　术前 X 线片

Pell and Gregory 分类：Ⅰ类，Level A；Winter 分类：远中阻生。

手术设计（图 6-26）：①切开翻瓣暴露牙冠；②牙挺楔入阻生牙近中牙槽嵴，将阻生牙挺出。

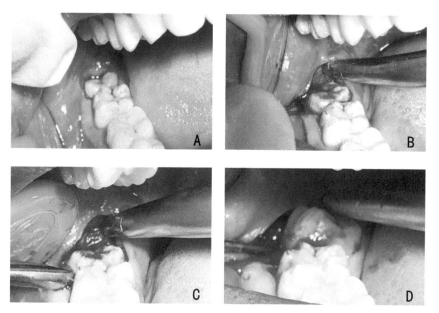

A. 口内观可见阻生牙远中具有软组织阻力，在远中偏颊侧做切口；B. 骨膜分离器翻开软组织，暴露牙冠；C. 暴露牙冠以后，将牙挺楔入阻生牙近颊轴角牙周膜间隙内旋转用力，将阻生牙挺出；D. 阻生牙脱位。

术者：王凤泽。

图 6-26　手术操作

103

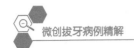
五、下颌水平阻生第三磨牙拔除术

下颌水平阻生牙阻力常来源于软组织阻力、邻牙阻力、周围骨组织阻力、根部阻力。在手术过程中需要切开牙龈并全层翻开黏骨膜瓣，高速仰角手机去除阻生牙近中部分和局部去骨增隙来解除邻牙阻力和骨阻力。如果阻生牙根分叉较大导致根部阻力较大时，解除阻力的方式是使用仰角手机切割钻切割至根分叉处。如果低位水平阻生，去除近中牙冠后仍有较大根部阻力，则需分根后拔除。

病例 18　水平阻生牙常规拔除术

阻力分析：软组织阻力 + 邻牙阻力（图 6-27）。

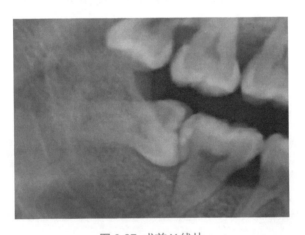

图 6-27　术前 X 线片

Pell and Gregory 分类：Ⅱ类，Level A；Winter 分类：水平阻生。

难点分析：①阻生牙近中最低点位于第二磨牙远中牙颈部以下，存在明显的近中邻牙阻力；②牙根较长且根尖区有分叉，存在根部阻力；③阻生牙牙冠周围见骨高密度影。

手术设计（图 6-28）：①颊侧和远中去骨增隙；②用切割钻对阻生牙进行颊舌向切割，并加大分割间隙，利于牙冠部分挺出；③牙挺楔入牙根颊侧和远中，以挺松牙根后取出。

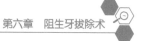

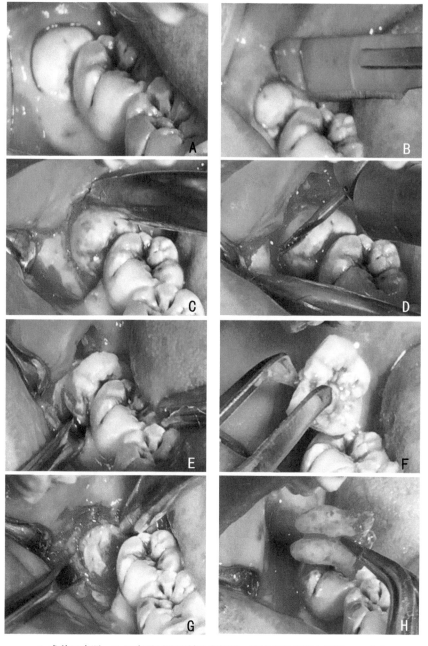

A. 术前口内照；B. 于磨牙后垫区做远中切口，注意切口略偏向颊侧；C. 术中切开翻瓣；D. 切割钻切割阻生牙近中部分，切记舌侧磨除勿超过釉质层，以保护舌神经；E. 牙挺楔入阻生牙近中，将近中阻力部分挺出；F. 取出阻生牙的近中部分；G. 牙挺楔入牙根的颊侧牙周膜间隙内，挺松牙根；H. 取出牙根。

术者：王凤泽，杨新杰。

图 6-28 手术操作

病例 19 双根水平阻生牙分根拔除术

阻力分析：软组织阻力＋邻牙阻力＋根部阻力（图 6-29）。

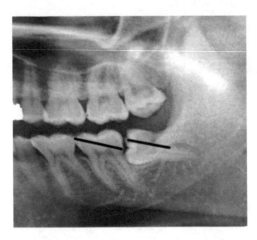

图 6-29 术前影像学检查

Pell and Gregory 分类：Ⅱ类，Level B；Winter 分类：水平阻生。

难点分析：①阻生牙近中位于第二磨牙远中牙颈部以下，存在明显的近中邻牙阻力；②牙根较长且为双根，根尖区有分叉，且远中根部有弯曲，存在明显的根部阻力。

手术设计（图 6-30）：根据术前曲面断层片设计阻生牙分根线，术中以此线为参考，用切割钻分牙至根分叉处，把阻生牙分割为近中、远中两部分，以解除根部和近中的阻力。

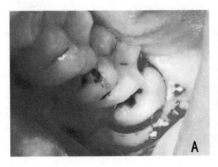
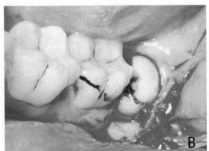

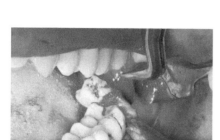
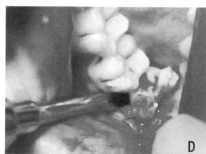

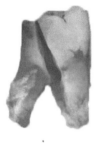

E

A. 口内观示具有软组织阻力，切开翻瓣后在颊侧增隙；B. 根据术前设计，在阻生牙和
第二磨牙上绘制平行参考线；C. 先用牙挺取出远中部分；D. 牙挺于近中部分施予于向
远中的作用力，取出近中部分；E. 牙拔除术后，可见分牙线直达根分叉方向。

术者：王凤泽。

图 6-30 手术操作

病例 20　双根水平阻生牙分根拔除术

阻力分析：软组织阻力 + 邻牙阻力 + 根阻力 + 骨阻力（图 6-31）。

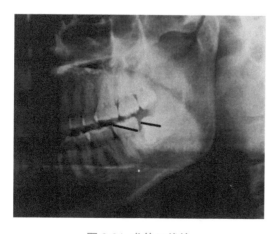

图 6-31 术前 X 线片

Pell and Gregory 分类：Ⅱ类，Level B；Winter 分类：水平阻生。

难点分析：①阻生牙近中最低点位于第二磨牙远中牙颈部以下，存在明显的近中邻牙阻力；②牙根较长且为双根，根尖区分叉明显，且远中根部有弯曲，存在明显根部阻力。

手术设计（图6-32）：根据术前曲面断层片设计阻生牙分根线，术中以此线为参考，用切割钻分牙至根分叉处，把阻生牙分割为近中、远中两部分，以解除根部和近中的阻力。

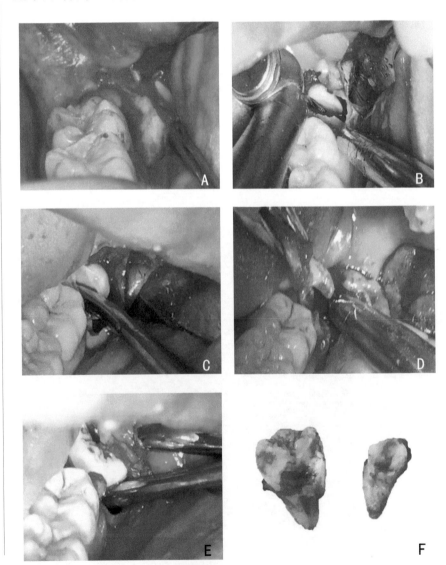

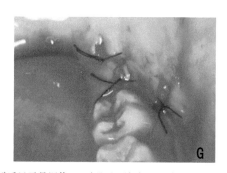

A.术中切开翻瓣后显示骨埋伏; B.在阻生牙颊侧和远中去骨增隙以后, 进行分牙;
C.牙挺楔入分牙间隙内旋转用力, 将阻生牙分为近中、远中两部分; D.先取出
远中部分, 释放出近中部分向远中挺出的阻力; E.牙挺楔入阻生牙近中牙周膜
间隙内, 将近中部分挺出; F.拔除术后, 分牙线直达根分叉; G.术后的缝合照片。
术者:王凤泽, 赵睿。

图 6-32 手术操作

六、颊舌向阻生第三磨牙拔除术

病例 21 颊舌向阻生第三磨牙拔除术

颊舌向阻生第三磨牙拔除术详见图 6-33。

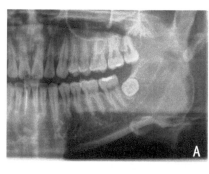
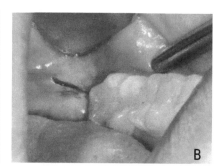
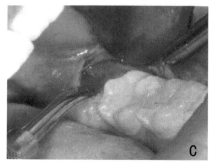
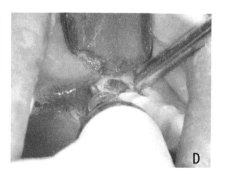

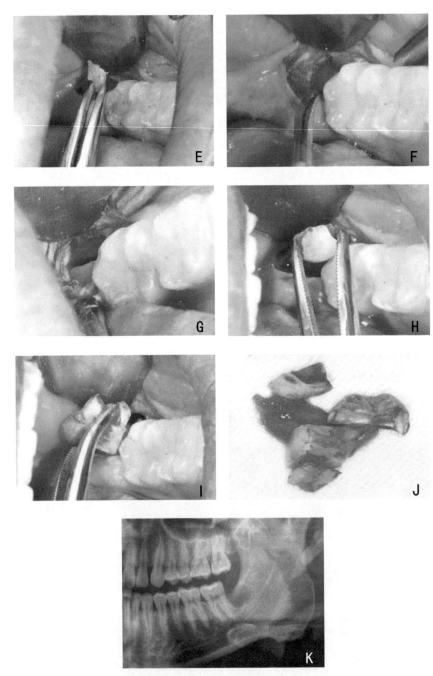

A. 患者术前曲面断层片检查；B. 切开黏骨膜瓣；C. 骨膜分离器全层翻开黏骨膜瓣；D. 去骨暴露牙冠；E. 去除的阻生牙表面覆盖的骨质；F. 暴露牙冠；G. 切割牙体组织，牙挺插入分牙间隙内旋转用力，将牙体组织折断；H+I. 分块取出牙体组织；J. 牙齿拔除的效果；K. 术后影像学检查。

术者：许广杰。

图 6-33 手术操作

病例 22　颊舌向阻生第三磨牙拔除术

颊舌向阻生第三磨牙拔除术详见图 6-34。

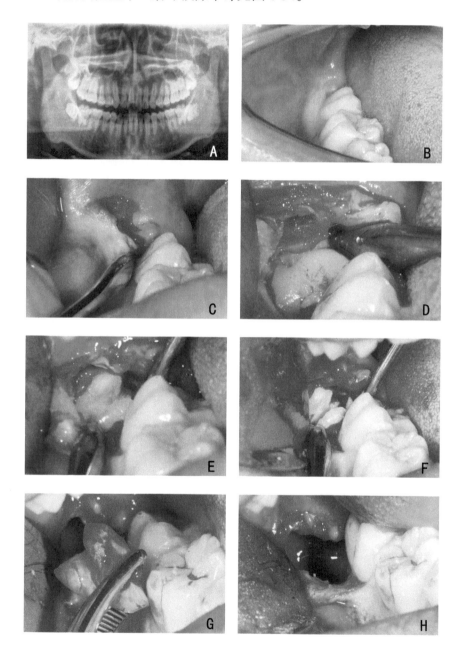

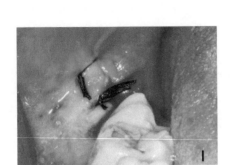
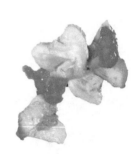

A. 患者术前曲面断层片；B. 患者术前口内照，示完全埋伏；C. 骨膜分离器全层翻开黏骨膜瓣；D. 去骨暴露牙冠；E. 切割牙体组织，牙挺插入分牙间隙内旋转用力，将牙体组织折断后分为冠根两部分；F. 将牙冠部进行切割，分为颊舌两部分取出；G. 挺出牙根；H. 清理牙槽窝；I. 缝合黏骨膜瓣；J. 牙齿拔除的效果。

术者：许广杰。

图 6-34　手术操作

七、根尖侵及下牙槽神经的下颌第三磨牙拔除术

下颌第三磨牙拔除术是较为常见的口腔外科门诊手术。由于下颌第三磨牙与下牙槽神经关系密切，在此类牙齿的拔除过程中常常损伤下牙槽神经。一项大数据研究显示，当下颌第三磨牙牙根距离神经管较近时，有 0.26% ~ 8.40% 接受下颌第三磨牙拔除术的患者会出现下牙槽神经损伤的并发症，并因此出现该神经分布区域的感觉障碍（图 6-35）。

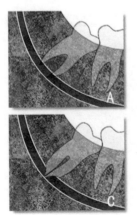
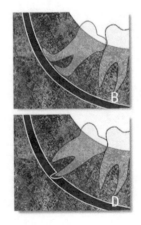

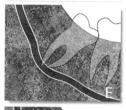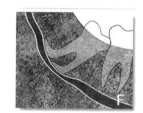
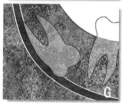

A. 根尖模糊；B. 牙根弯曲；C. 牙根变窄；D. 根尖侵入；E. 下颌神经管受压变向；F. 下颌神经管受压变窄；G. 下颌神经管管壁连续性中断。

图 6-35　易导致下牙槽神经损伤的下颌第三磨牙影像学检查特征

　　为避免在拔除下颌第三磨牙的过程中损伤下牙槽神经，Alessandri Bonetti 等于第三磨牙拔除术前通过正畸牵引的方式分离第三磨牙牙根与下牙槽神经管（图 6-36）。采用此方式拔除第三磨牙的 80 余例患者均未出现下牙槽神经损伤的症状。Alessandri Bonetti 提到了以上方法的不足。首先，该方法需要正畸医师和口腔颌面外科医师组成的团队协调配合，并由专业的牙周医师辅助解决在治疗中出现的牙周问题。另外，由于咬肌的作用，患者颊部将不可避免地需要佩戴矫治器，从而导致黏膜损伤，产生不适。再者，患者通常需要在 6～12 个月内进行正畸牵引，每 4～6 周至医院调整正畸装置，要求患者具有良好的配合度。

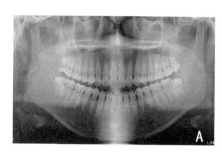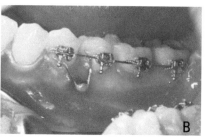

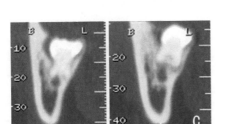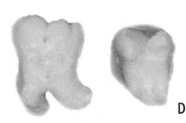

A. 术前影像学检查示左下颌第三磨牙根尖与下牙槽神经关系密切；B. 正畸牵引（口内照）；C. 正畸牵引前后对照，影像学检查示牙根与下牙槽神经分离；D. 顺利拔除左下颌阻生第三磨牙。

引自 Wonse Park 教授团队的研究成果。

图 6-36 通过正畸牵引分离第三磨牙牙根与下牙槽神经管

Pogrel 等收集了 50 例下颌第三磨牙牙根紧邻下牙槽神经管的患者，对这些患者的下颌第三磨牙施行截冠手术，观察残留牙根与下牙槽神经的位置关系变化情况。6 个月后，研究人员发现 30% 牙根与下牙槽神经管的距离增加了至少 3 mm。该方法可以较好地保护下牙槽神经，但存在牙髓坏死、根尖周炎、牙根移位、创口愈合不良等风险。

Park 等人采用 3～4 个正畸托槽和微型种植支抗对紧邻下牙槽神经的垂直阻生下颌第三磨牙进行牵引，降低了在拔除下颌第三磨牙过程中出现下牙槽神经损伤和牙根折断的风险。

Wang 等对紧邻下牙槽神经管阻生下颌第三磨牙进行颊侧、𬌗面及远中去骨后粘接正畸托槽，利用上颌磨牙或固定于上颌骨的微型骨螺钉作为支抗，牵引阻生下颌第三磨牙后再行拔除。结果表明，该方法可以降低下牙槽神经损伤的发生概率。该方法与 Alessandri Bonetti 使用的方法相似，优点在于采用多颗磨牙或微型骨螺钉作为支抗，患牙移动更快，操作更为简单。

2013 年，杨驰教授等结合前述方法，通过正畸牵引后行手术拔除的方式对各类与下牙槽神经紧邻的下颌第三磨牙进行治疗，其中垂直阻生 2 例，近中阻生 4 例，水平阻生 2 例，8 例患者均未出现下牙槽神经损伤症状，且在第二磨牙远中有良好的新骨形成，平均牵引时间为 6.6 个月。

上述诸位学者的研究，均是基于正畸牵引先行增加下颌第三磨牙与下牙槽神经管之间的距离，之后再行拔除。在术前，通过 CBCT 对患者进行影像学评估，若发现下颌第三磨牙与下牙槽神经管位置关系与图 6-35 中的某一类特征相符合，则可尝试采用正畸牵引的方式辅助拔除患牙。

综合上述研究可发现，该方法的优势集中体现于保护下牙槽神经，同时可降低拔除低位下颌第三磨牙的难度，降低断根和下颌骨骨折的风险，适用于存在骨质疏松、下颌骨萎缩、下颌骨囊肿或肿瘤的患者。但是此类方法也尚存不足，如需要二期手术才能拔除患牙、治疗周期较长、复诊频繁，以上均要求患者具有较高的配合度。不可否认，该方法对于拔除紧邻下牙槽神经的下颌第三磨牙有较高的临床应用价值，在严格把握适应证、与患者充分沟通并取得理解后，采用该方法将取得较好的疗效。

八、上颌阻生第三磨牙拔除术

上颌阻生第三磨牙阻力通常来源于软组织阻力、邻牙阻力和骨阻力，其中垂直阻生居多，其次为远中阻生、近中阻生。上颌结节骨质疏松，相较于下颌易于挺出。上颌阻生第三磨牙处于牙弓的较后位置，手术视野较差，空间狭小，与上颌窦关系紧密，拔牙过程中应谨慎操作，避免造成上颌窦穿孔或损伤邻牙牙根。

拔除上颌阻生第三磨牙时，可以选用腭大神经阻滞麻醉、颊侧浸润麻醉或上牙槽后神经阻滞麻醉。3 分钟左右麻醉起效后，探针分离牙龈。拔除上颌中低位阻生牙时，嘱患者半张口，牙挺楔入阻生牙近中颊轴角，向远中和颊侧挺松患牙，使用牙钳向颊腭侧小幅度用力后，向下、颊侧使阻生牙脱位。在拔除上颌高位阻生第三磨牙时，为更好地暴露术区，在上述操作中应选用近中、远中角形切口，尽量去除覆盖于冠部的骨质，选取合适牙挺挺出牙齿，注意保持视野清晰，勿伤及邻牙牙根。

病例 23　上颌中位阻生第三磨牙拔除术

上颌中位阻生第三磨牙拔除术详见图 6-37。

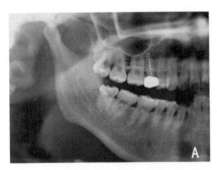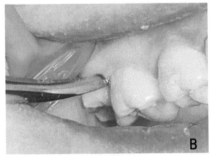

A. 术前影像学检查示上颌阻生第三磨牙萌出；B. 将弯牙挺楔入阻生牙的近中颊轴角的牙周膜间隙内，向远中殆面施力，挺松患牙。

术者：王凤泽。

图 6-37　上颌萌出第三磨牙拔除手术操作

九、上颌埋伏第三磨牙拔除术

病例 24　上颌高位第三磨牙拔除术

阻力分析：软组织阻力（图 6-38）。

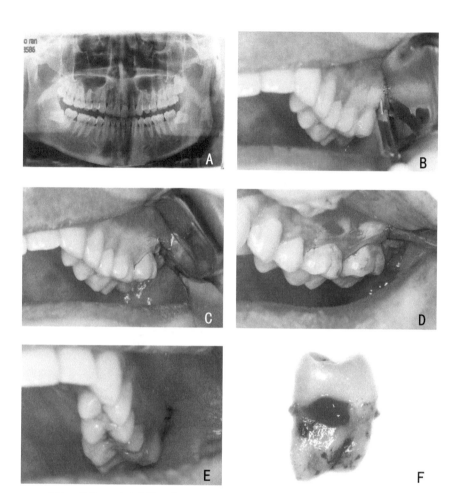

A.术前X线片；B.在上颌第二磨牙颊侧远中做角形切口；C.骨膜分离器翻开黏骨膜瓣；
D.牙挺楔入阻生牙近中牙周膜间隙内，挺出患牙；E.缝合角形切口；F.拔除的患牙。

术者：赵睿，乔波。

图 6-38　上颌埋伏第三磨牙拔除手术操作

病例 25　上颌埋伏第三磨牙拔除术

阻力分析：软组织阻力 + 邻牙阻力（图 6-39、图 6-40）。

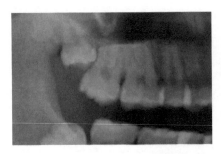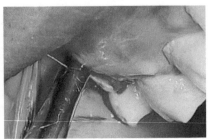

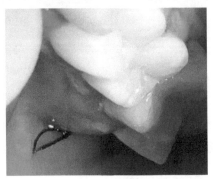

术者：王凤泽。

图 6-39 如果近中阻力较小、根较短，可以直接挺出

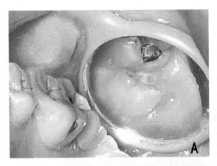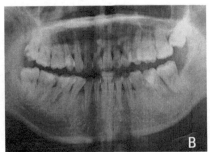

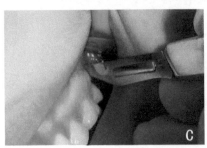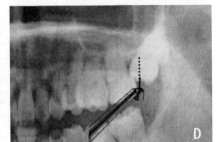

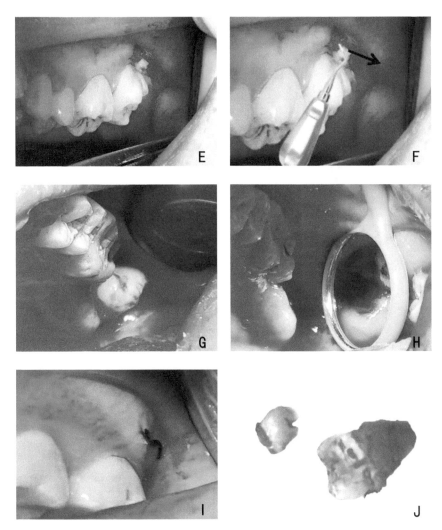

A. 术前口内照，可见上颌第三磨牙近中阻生，存在较明显的软组织阻力和邻牙阻力；B. 术前 X 线片检查；C. 在上颌第二磨牙颊侧远中做角形切口；D. 仰角手机切割钻从阻生第三磨牙殆面将牙冠切割为近中、远中两部分，将牙冠近中部位先取出；E. 三角挺将阻生第三磨牙远中部分初步挺出；F+G. 牙挺将远中部分完全挺出；H. 拔除后的牙槽窝；I. 缝合角形切口；J. 术后拔除的第三磨牙阻生牙。

术者：王凤泽。

图 6-40 如果近中阻力较大，建议去除近中阻力后挺出

病例 26 上颌埋伏第三磨牙拔除术

阻力分析：软组织阻力 + 骨阻力（图 6-41）。

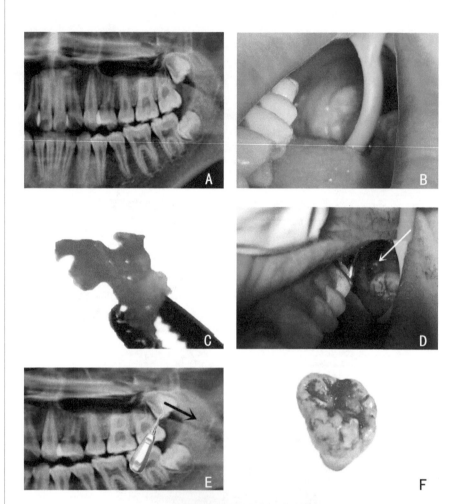

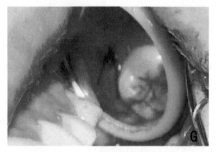

A. 术前 X 线片检查，可见左上颌阻生第三磨牙牙胚；B. 术前口内照，可见第三磨
牙完全埋伏；C. 切开翻瓣后，去除表面覆盖的骨质；D. 去除表面覆盖的骨质后，
显露牙齿；E. 根尖挺楔入第三磨牙颊侧牙槽骨间隙内挺出牙齿；F. 拔除的上颌第三
磨牙；G. 缝合角形切口。由于这一病例上颌埋伏第三磨牙位置较低，手术视野欠佳。

术者：王凤泽。

图 6-41 上颌埋伏第三磨牙拔除术

（王 峰 王凤泽 乔 波 赵 睿）

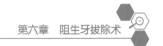

参考文献

1. CHEN Y W，LEE C T，HUM L，et al.Effect of flap design on periodontal healing after impacted third molar extraction：A systematic review and meta-analysis. Int J Oral Maxillofac Surg，2017，46（3）：363-372.

2. SHOSHANI-DROR D，SHILO D，GININI J G，et al.Controversy regarding the need for prophylactic removal of impacted third molars：An overview.Quintessence International，2018，49（8）：653-662.

3. YILMAZ S，ADISEN M Z，MISIRLIOGLU M，et al.Assessment of Third Molar Impaction Pattern and Associated Clinical Symptoms in a Central Anatolian Turkish Population.Med PrincPract，2016，25（2）：169-75.

4. FARISH S E，BOULOUX G F.General technique of third molar removal. Oral Maxillofac Surg Clin North Am，2007，19（1）：23-43.

5. 胡开进.标准拔牙手术图谱.北京：人民卫生出版社，2010：75-80.

6. 孙仁义，方平娟，肖进，等.分根法与去近中阻力法拔除下颌阻生牙的比较.上海口腔医学，2012，21（3）：344-349.

7. FENGZE WANG.A new method to extract mesial impacted teeth：based on proximal and distal diagonal of second molar crown.MOJ Clinical & Medical Case Report，2018，8（4）：175-176.

8. 陈扬熙.口腔正畸学——基础、技术与临床.北京：人民卫生出版社，2012.

9. KANG F，SAH M K，FEI G.Determining the risk relationship associated with inferior alveolar nerve injury following removal of mandibular third molar teeth：A systematic review. J Stomatol Oral Maxillofac Surg，2020，121（1）：63-69.

10.ALESSANDRI BONETTI G，BENDANDI M，LAINO L，et al.Orthodontic extraction：riskless extraction of impacted lower third molars close to the mandibular canal. J Oral Maxillofac Surg，2007，65（12）：2580-2586.

11.POGREL M A，LEE J S，MUFF D F.Coronectomy：A Technique to Protect the Inferior Alveolar Nerve.J Oral Maxillofac Surg，2004，62（12）：1447-1452.

12.RENTON T，HANKINS M，SPROATE C，et al.Arandomised controlled clinical trial to compare the incidence of injury to the inferior alveolar nerve as a result of coronectomy and removal of mandibular third molars.Br J Oral Maxillofac Surg，2005，43（1）：7-12.

13.PARK W，PARK J S，KIM Y M，et al.Orthodontic extrusion of the lower third molar

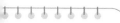 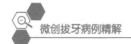
with an orthodontic mini implant.OralSurg Oral Med Oral Pathol Oral Radiol Endod，
2010，110（4）：e1-e6.

14.WANG Y，HE D，YANG C，et al.An easy way to apply orthodontic extraction
for impacted lower third molar compressing to the inferior alveolar nerve.J
Craniomaxillofac Surg，2012，40（3）：234-237.

15.MA Z G，XIE Q Y，YANG C，et al.An Orthodontic Technique for Minimally
Invasive Extraction of Impacted Lower Third Molar.J Oral Maxillofac Surg，2013,
71（8）：1309-1317.

16.SUSARLA S M，BLAESER B F，MAGALNICK D.Third molar surgery and
associated complications.Oral Maxillofac Surg Clin North Am，2003，15（2）：
177-186.

第七章
埋伏额外牙拔除术

埋伏额外牙好发于上颌前部，常因为替牙期恒牙迟萌或错位发现，也有相当数量的病例在前牙区 X 线检查时发现。埋伏额外牙常会导致错殆畸形、邻牙牙根吸收，甚至引起牙源性囊肿和肿瘤。其中上颌前部额外牙较常见于腭侧。据 Jiang Yue 等大数据研究发现，上颌多生额外牙多发生于上颌前牙区，以中切牙之间居多；下颌多生额外牙多发生于下颌第一、第二前磨牙区（图 7-1）。

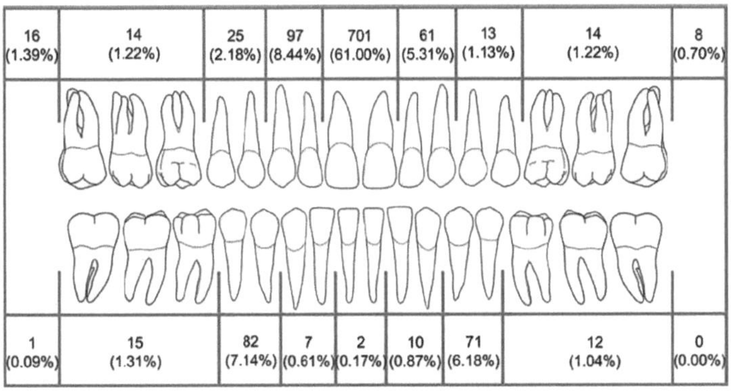

16 (1.39%)	14 (1.22%)	25 (2.18%)	97 (8.44%)	701 (61.00%)	61 (5.31%)	13 (1.13%)	14 (1.22%)	8 (0.70%)
1 (0.09%)	15 (1.31%)	82 (7.14%)	7 (0.61%)	2 (0.17%)	10 (0.87%)	71 (6.18%)	12 (1.04%)	0 (0.00%)

图 7-1 多生额外牙的发生位置对比

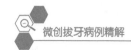
埋伏额外牙拔除术成功的关键之一是术前通过 CBCT 对额外牙进行三维不同轴向的观察，确定埋伏牙的位置与邻牙的关系。特别是开窗时应尽可能远离邻牙，应随时注意邻牙是否有关联性动度。

麻醉采用局部浸润，对埋伏位置较高的额外牙可选用眶下神经和鼻腭神经阻滞麻醉以获得好的麻醉效果，如患者难以配合或为儿童可选用口腔镇静、镇痛。如果额外牙位于邻牙唇侧或邻牙牙根之间时，建议选用龈缘梯形切口，切记基底部大于游离端设计；如果位于腭侧，建议选用腭侧龈缘切口做袋形黏骨膜瓣。

病例 27 上颌腭侧埋伏额外牙拔除术

上颌腭侧埋伏额外牙拔除术详见图 7-2。

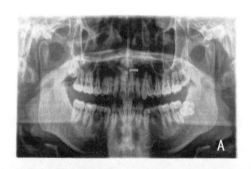

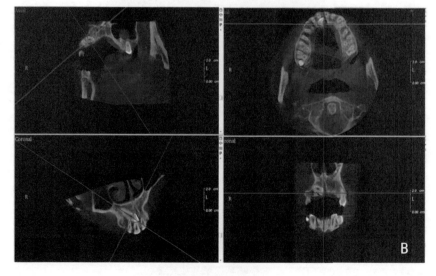

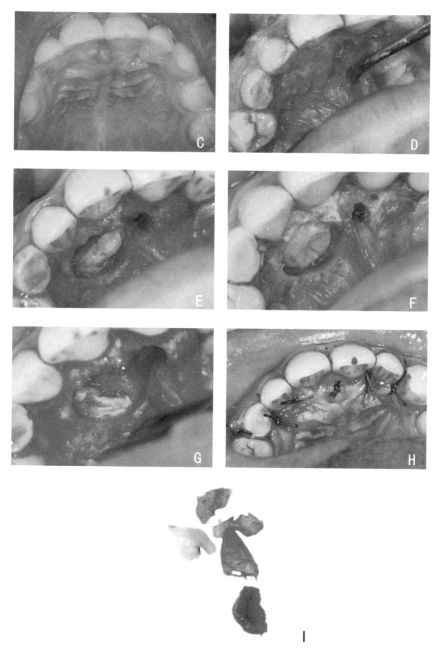

A.患者术前曲面断层片；B.CBCT检查显示多生牙位于牙弓的腭侧；C.患者术前口内照；D.选择腭侧入路，做袋形黏骨膜瓣切口，全层翻开，可见骨质覆盖多生牙；E.去除表面覆盖的骨质后暴露13牙的牙冠；F.完全、清楚暴露13牙的牙冠；G.切割钻将13牙分为牙冠和牙根两部分，先挺出牙冠，后挺出牙根；H.缝合袋形瓣切口；I.拔除的患牙。

术者：许广杰。

图 7-2　上颌腭侧埋伏额外牙拔除手术操作

病例 28　下颌腭侧埋伏额外牙拔除术

下颌腭侧埋伏额外牙拔除术详见图 7-3。

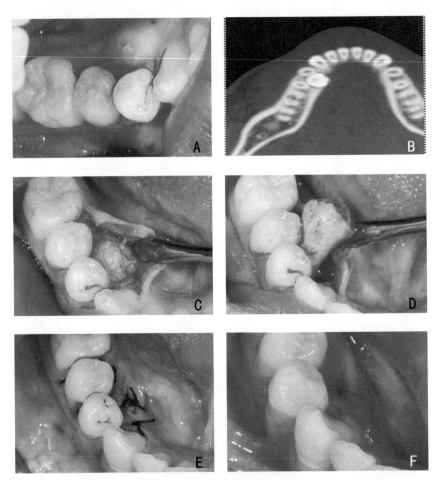

A. 患者术前口内照可见下颌第一、第二前磨牙舌侧多生牙；B.CBCT 检查显示多生牙位于牙弓的腭侧；C. 术中翻开腭侧黏骨膜瓣，暴露多生牙；D. 牙挺挺松患牙，牙钳拔除患牙；E. 缝合黏骨膜瓣；F.1 周后拆线，伤口愈合情况良好。

术者：许广杰。

图 7-3　下颌腭侧埋伏额外牙拔除手术操作

第八章
牙齿拔除术后即刻种植术

　　即刻种植是指在拔除无法保留的患牙的同期植入种植体。拔牙后即刻种植可减少外科手术次数、减轻患者痛苦、缩短治疗周期、降低或避免水平向和垂直向牙槽骨吸收，近年来已成为一种被广泛认可的成熟术式。循证医学结果证实，即刻种植可以获得满意的种植体存留率和软组织美学效果，实施即刻种植术的临床医师必须严格把握其适应证：牙槽窝无急性炎症、唇侧牙槽嵴骨壁完整厚度＞1 mm、根方骨量充足，无明显软组织缺损。针对美学区的即刻种植还应考虑相关白色美学、红色美学等因素。

　　根据手术类型，即刻种植可分为翻瓣手术和不翻瓣手术。翻瓣手术可以明确牙槽嵴高度和唇侧骨组织破坏程度，准确定位根尖病变范围，有利于彻底清除病变；不翻瓣手术的优势在于可以减少患者创伤，降低唇侧骨壁吸收的可能性，但操作难度较大，在术前需通过CBCT确定牙槽窝骨壁厚度，同时明确无根尖病灶且不需要引

笔记

导骨再生术（Guided Bone Regeneration，GBR）时才可应用。即刻种植后可选择即刻修复即刻负重、即刻修复延期负重和潜入式愈合等方式进行后续治疗，需要有一定经验的医师根据具体情况进行选择。

病例 29　牙拔除术后即刻种植

病历摘要

患者，女。

主诉：外伤致上颌右侧中切牙折断 1 天，牙冠松动未脱落。

个人史：患者不吸烟，身体状况良好。

专科检查

口腔专科检查可见上颌右侧中切牙松动 Ⅱ°～Ⅲ°，牙周及根尖牙龈无明显红肿退缩，厚龈生物型（图 8-1）。

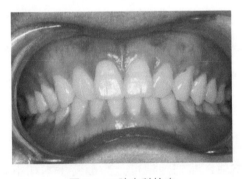

图 8-1　口腔专科检查

CBCT 显示 11 牙根中 1/3 折断，无明显根尖阴影，唇侧骨壁完整，无明显骨吸收，唇侧骨壁厚度约 1 mm。

治疗过程

治疗过程详见图 8-2。

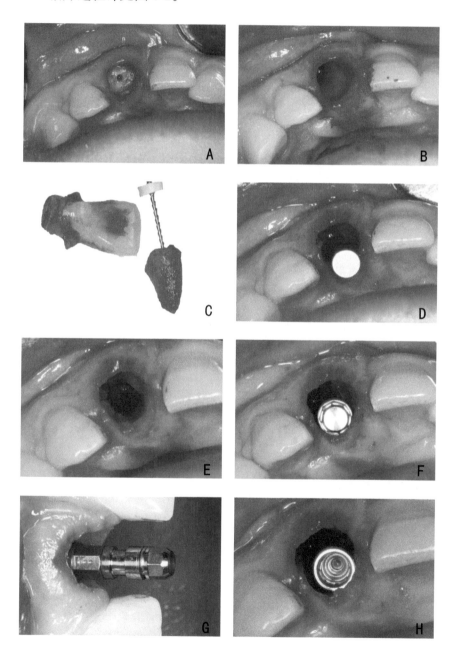

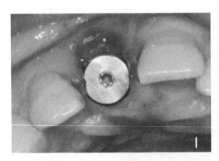 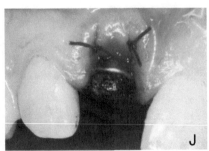

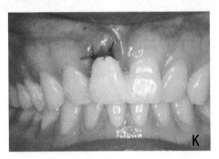

A+B+C. 阿替卡因局部浸润麻醉后使用牙钳拔除松动牙冠，2 号微创挺牙根增隙后使用 40#H 锉取出牙根；D+E. 根据术前设计，在牙槽窝腭侧壁龈下约 5 mm 处定点，参照邻牙方向逐级备洞，术中使用导向杆测定植体预备方向，预备后探查种植窝是否完整及唇侧跳跃间隙等；F+G+H. 植入骨水平种植体，可见种植体轴向和深度理想，唇侧存在大于 2 mm 的跳跃间隙；I+G+K. 因种植体初期稳定性小于 20 N，未做即刻修复。拧入愈合基台后，唇侧跳跃间隙植入不可吸收骨材料 Bio-Oss，唇腭侧牙龈拉拢缝合，关闭拔牙窝，将原牙冠修整后临时粘固于邻牙，恢复美观。

图 8-2 手术操作

手术分析

（1）严格把控即刻种植适应证，特别是美学区和不翻瓣手术的病例选择，术者应有一定的临床种植经验或在有经验医师的指导下完成手术操作。

（2）针对非急性牙槽窝炎症的即刻种植，术前应通过牙周治疗减轻牙龈炎症，术中应充分去除牙槽窝内的肉芽组织，必要时可在挖匙刮除的基础上再使用大球钻修整牙槽窝。

（3）种植体的三维位置直接影响到最终治疗效果，需在术前认真制订即刻种植病例的手术方案，严格设计种植位点和种植体轴向。

（4）即刻种植位点一侧为牙槽窝，一侧为空虚，在预备时容易导致成型钻侧滑，可在前两钻时使用侧向预备性强的其他厂家钻头，然后再更换拟种植厂家钻头；同时注意用力方向，可先垂直牙槽窝方向定点，确定成型钻稳定后再按照设计种植体方向进行预备；也可先不拔除患牙牙根，将患牙平龈截冠后根据预留牙牙根位置先行种植窝预备，待最终钻前一钻时拔除牙根，再进行最终钻预备。

（王峰　黄飞）

第九章
牙齿拔除术后自体牙移植术

自体牙移植是指将牙齿从一个位置移植到同一个体另一个位置的过程，是修复牙列缺损、恢复咀嚼功能的有效治疗方法之一。当代著名牙外伤和自体牙移植专家 MitushiroTuskiboshi 将自体牙移植分为三类：①传统移植（图9-1），将埋伏、阻生或萌出牙齿转移到其他缺牙部位牙槽窝内或手术制备的牙槽窝内；②牙槽内移植，包括牵出再植和手术扶正等（图9-2）；③意向再植，将牙齿拔出后，经过适当的处理再植入原有牙槽窝（图9-3）。

笔记

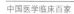

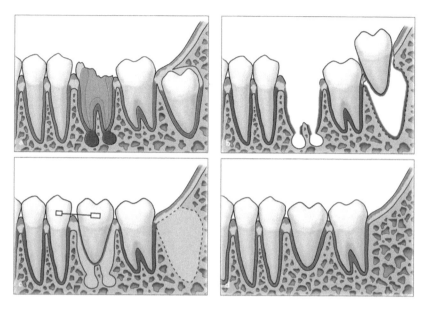

图 9-1　传统移植

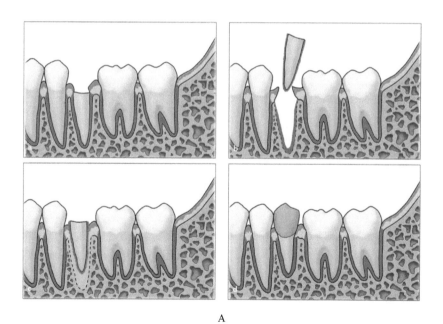

A

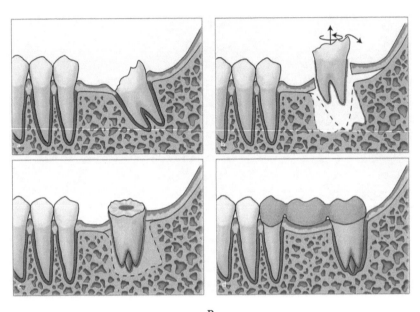

B

A. 通过手术牵出再植；B. 手术扶正。

图 9-2　牙槽内移植

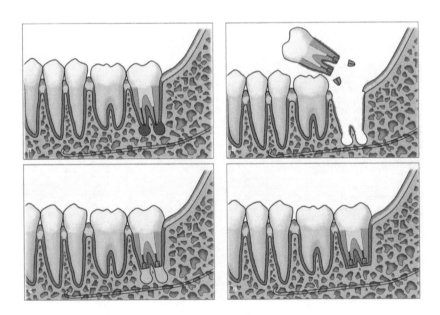

图 9-3　意向再植

　　其中，传统自体牙移植最常见的适应证是将形态完好、牙根无明显变异的健康第三磨牙移植到因残根、残冠、外伤、折裂等原因无法保留需要拔除的第一或第二磨牙的位置。现以传统自体牙移植方法简述自体牙移植的注意事项及相关检查。

适应证

● 患牙因残根、残冠、外伤、折裂等原因无法保留需要拔除，同时口内有形态完整但无功能的第三磨牙，且与受牙区匹配并能完整拔出。

● 受牙区有足够的间隙和骨量来完全容纳供牙，且无明显的牙周或根尖周炎症。

● 患者精神、行为正常，无任何严重的系统性疾病，能配合治疗、定期复查。

禁忌证

● 患者全身情况差或有严重的全身系统性疾病，不能耐受手术。患有骨质疏松、骨硬化等骨代谢疾病者。

● 受牙区殆龈高度明显不足，牙槽骨有明显吸收。

● 供牙本身存在病变或畸形，与受牙区差异较大；供牙无法完整拔出、拔出难度大、牙周膜损伤较重者。

● 其他拔牙手术禁忌证。

术前检查

● 口内检查：牙列、牙周和黏膜情况，患牙及供牙情况。

● 口外检查：颞下颌关节、开口度等情况。

● 影像学检查：牙片、全景片或 CBCT。

病例 30　牙齿拔除术后即刻自体牙移植术

详见图 9-4 ~ 图 9-9。

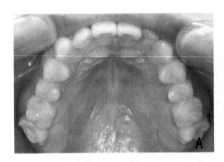
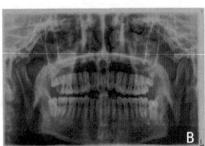

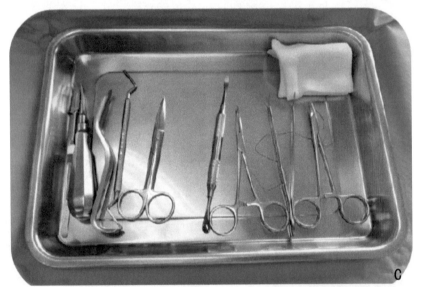

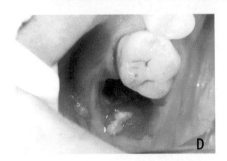
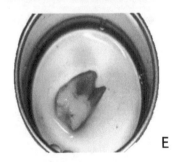

A. 患者 17 牙大面积充填物，曲面断层片显示牙冠大范围龋坏；B.18 牙近中阻生，牙冠形态良好，未见龋坏等病变，可作为理想供牙；C. 准备微创拔牙器械；D+E. 拔除患牙及供牙，将供牙放入生理盐水中备用，避免干燥。

图 9-4　拔除患牙和供牙

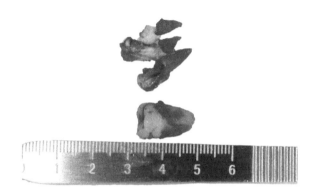

图 9-5 评估患牙和供牙

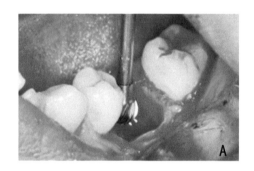

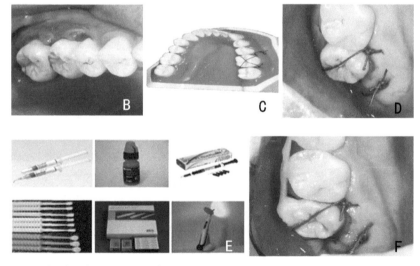

A. 受牙窝预备（模式图）：使用咬骨钳及球钻去掉牙槽中隔，要注意保护牙槽窝周围的牙周膜。避免将供牙强行压入牙槽窝导致造成移植失败。B+C+D. 植入供牙、修整并缝合软组织。E+F. 非刚性材料（固位纤维等）进行弹性固定 2 ~ 4 周。

图 9-6 移植供牙

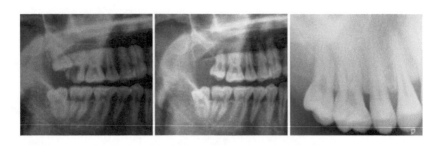

图 9-7　术前及术后影像学检查对比

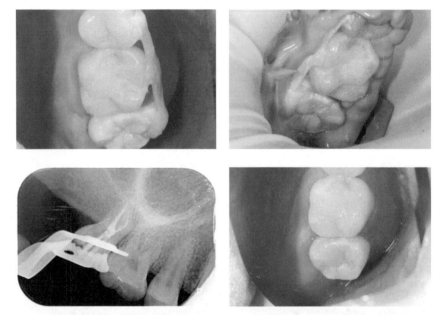

术后1周拆除缝线，2～4周开始根管治疗，4周左右拆除固定装置。拆除固定装置后，橡皮障下进行根管治疗。术后医嘱与拔牙基本相同，并嘱4～6周勿用移植牙咀嚼硬物。

图 9-8　术后医嘱及治疗

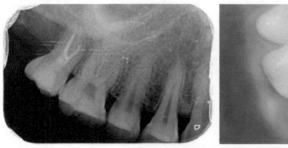
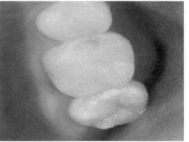

随诊示供牙及周围软组织良好，根尖周无异常。

图 9-9　术后定期复查

病例 31　牙拔除术后自体牙移植术

详见图 9-10 ~ 图 9-12。

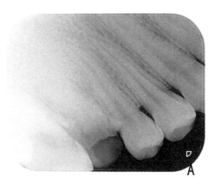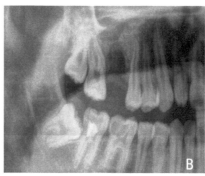

A.16 牙残根术前 X 线片；B.16 牙拔除后 3 周全景片。

图 9-10　术前检查

微创拔除并移植目标阻生牙（图 9-11 ~ 图 9-12）。

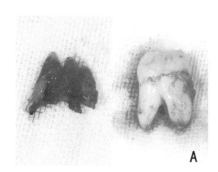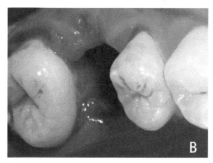

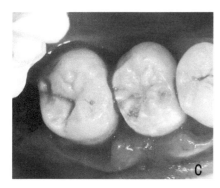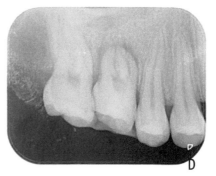

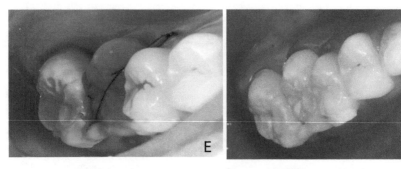

A. 微创拔除 18 牙；B. 处理 16 牙拔牙窝；C. 试植供牙；D. 试植术中
X 线片；E. 缝合、固定；F. 术后 1 周拆除缝线。

图 9-11 微创拔除并移植目标阻生牙

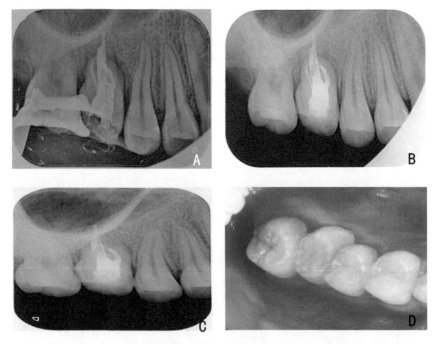

A+B. 术后 2 ~ 4 周行根管治疗，术后 4 周拆除固位装置；C. X 线片示牙根无
异常透射影；D. 术后 1 年随访，没有感染，不松动，牙功能正常，牙龈附着正常。

图 9-12 术后治疗与预后

病例 32 牙齿拔除术后自体牙移植术

详见图 9-13 ~ 图 9-15。

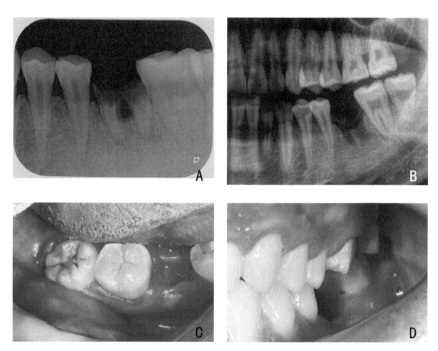

A.36 牙残根术前 X 线片；B.36 牙拔除后 2 周全景片；C.36 牙拔除 2 周后口内照；D. 咬合照。

图 9-13　术前检查

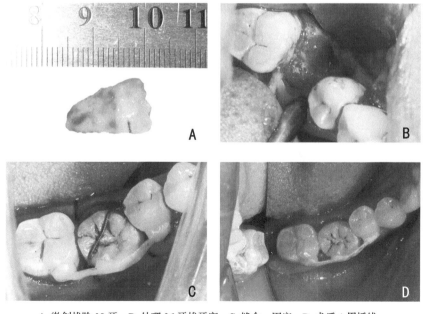

A. 微创拔除 38 牙；B. 处理 36 牙拔牙窝；C. 缝合、固定；D. 术后 1 周拆线。

图 9-14　微创拔除并移植目标阻生牙

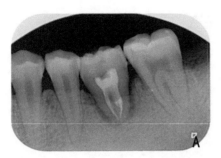
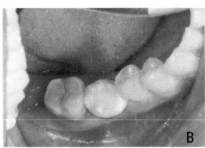

A. 术后 2 ~ 4 周根管治疗；B. 拆除固位装置，树脂充填。

图 9-15 术后治疗与预后

病例 33　牙齿拔除术后即刻自体牙移植术

详见图 9-16 ~ 图 9-18。

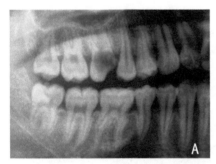
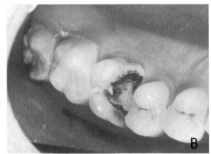

A. 16 牙术前全景片；B. 16 牙口内照。

图 9-16 术前检查

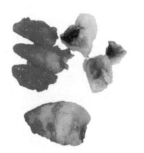
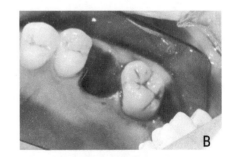

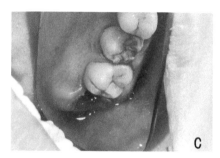
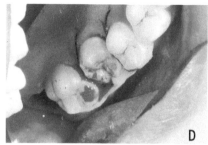

A. 微创拔除 16、18 牙；B. 处理 16 拔牙窝；C. 术中试植 18 牙；D. 缝合、固定。

图 9-17 微创拔除并移植目标阻生牙

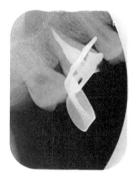
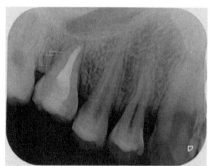

图 9-18 术后 2 ～ 4 周根管治疗

手术分析

影响自体牙移植成功与否的关键因素包括患者的自身情况（如年龄、性别、全身状况、是否患有系统性疾病及口腔卫生情况），供牙牙齿发育情况、牙根解剖学形态、供牙与受区的匹配程度，受区牙槽骨情况、是否有急慢性炎症和医源性因素，手术医师的操作，供牙移植前保存情况、固定情况、固定后的术后护理，是否进行了及时的牙髓治疗，恢复期是否有殆干扰。此外，需特别关注以下几点：①年轻患者（牙根发育至 4 ～ 5 期或牙根发育至根长 3/4 的供牙较易拔出且愈合能力较强，移植预后较好）宜选择自体牙移植术。②供牙的选择：将第三磨牙保留到出现问题再拔除。在拔除 1 颗龋坏或患有冠周炎的第三磨牙之前，须仔细检查余留牙中是否存在不能修复的牙齿后做预判。对于先天缺牙患者，把移植未完全发育的第三磨牙作为治疗计划之一。建议早期拔除水平阻生且非常接近第二磨牙根尖部的第三磨牙。③移植时机：拔完牙即刻移植的适应证取决于移植牙周围有牙龈组织瓣包绕并能初期关闭伤口，同时受牙区无明显炎症。如果分期拔牙和移植，应在拔牙后 2 ~ 4 周内完成移植。

自体牙移植术后常见的并发症有炎症、牙根吸收、外伤、牙髓坏死、牙周愈合失败、牙根未达应有长度等。影响自体牙移植成功与否的生物学基础包括有活力的牙周膜细胞、成纤维细胞、成骨细胞、成牙骨质细胞和完整的赫特维希氏上皮鞘。自体牙移植作为牙列缺损的治疗手段，目前已发展成为一种安全、可预测的技术，其在功能、时间、费用、预后和生物相容性等方面相对其他口腔治疗（如种植、可摘义齿、固定义齿、正畸等）有较高的优越性，当在临床中遇到合适的自体牙移植病例，经全面评估确定优于其他治疗时，可考虑作为治疗的首选方案。

（王凤泽　许广杰）

参考文献

1. TSUKIBOSHI M.Autotransplantation of Teeth.Berlin：Quintessence Publishing，2001.

2. 月星光博，侯锐，周宏志 . 自体牙移植术 . 北京：人民军医出版社，2013.

第十章
拔牙手术并发症及处理

第一节　拔牙术中并发症及处理

一、晕厥

晕厥是自主神经反射引起的一过性脑缺血，并由此而发生的一系列症状群，是拔牙手术较常见的一种并发症。手术中，特别是在孔巾遮盖患者面部的情况下，要注意及早发现，及时处理。经适当处理恢复后，一般仍可继续手术。

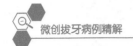

（一）原因

晕厥的发生原因多是术中紧张、恐惧、焦虑等精神心理因素。手术器械、出血等造成的视觉不良刺激可诱发昏厥。如遇环境闷热、疲劳、空腹、疼痛及体位不良时也易发生晕厥。

（二）处理

术前做好思想解释工作，指导患者全身放松，用语言转移患者过于集中的注意力。对出现晕厥的患者，应立即停止注射，放平椅位，松解衣领，保持呼吸通畅，并且给予安慰。对于较轻程度的晕厥，不须特殊治疗，一般可逐渐缓解。对于失去知觉的重症晕厥，可嗅氨水、乙醇刺激患者呼吸；压迫或针刺人中穴有助于恢复意识；心率、血压降低者可静脉注射阿托品 0.5 mg、麻黄碱 15 ~ 30 mg，必要时吸氧。

二、软组织损伤

（一）原因

软组织损伤主要发生于拔牙安放牙钳时夹住牙龈；牙龈分离不彻底，随牙拔出而发生牙龈撕裂；使用牙挺时动作幅度过大；使用骨凿、牙挺时支点不牢、用力过大、保护不到位导致器械滑脱，刺伤腭、口底等邻近组织；黏骨膜瓣设计过小，术野暴露不够，强行牵拉可致黏骨膜瓣撕裂；使用钻，尤其是高速涡轮钻时保护隔离不足，会导致软组织缠卷损伤。

（二）处理

术中规范操作，正确分离牙龈、安放拔牙钳，已撕裂的牙龈应复位缝合；使用骨凿、牙挺等工具时，支点牢固，保护到位；需要翻瓣的病例，黏骨膜瓣设计合理，术野清晰，使用涡轮钻去骨、分牙时注意保护周围的软组织。软组织撕裂应仔细复位缝合，如较深可不缝合，使继发感染获得引流。

三、牙根折断

（一）原因

钳喙夹持的位置不正确，未与牙长轴平行，或夹于牙冠而未夹在牙根，使牙受到的折力较大；拔牙钳选择不当，钳喙不能紧贴抱紧牙面，与牙体的接触面小，因压力集中将牙夹碎；牙冠破坏广泛，或有较大充填体；对于一些老年患者的牙、死髓牙、根管治疗后的牙，牙体组织的脆性大，容易折断；牙根外形变异，出现弯曲、根端肥大等情况；拔牙用力过大，不该使用旋转力的时候使用旋转力等操作失误，是造成断根的常见原因。

（二）处理

掌握各类牙根及周围骨质的解剖特点，准确地检查和判定其病变情况，熟练掌握正确的操作手法，不断总结临床经验，可以尽量减少技术原因造成的断根。断根发生后，原则上均应取出，但经综合分析患者状况、断根及根周情况、创伤大小、可能的并发症等多因素后，如对患者有利，可以不取。

四、断根移位

（一）原因

通常为取根过程盲目操作，器械顶在断根的断面上，并向根尖方向施力造成。移位后的断根成为组织内的异物，原则上均应取出。

（二）处理

预防断根移位应注意直视操作，凿、挺刃应插入牙周间隙，避免暴力，注意保护。上颌磨牙区的上方有上颌窦，如上颌窦底位置低或根尖病变破坏了窦底骨质，易发生断根移入上颌窦。下颌牙槽骨舌侧骨板愈向后愈薄弱，故下颌磨牙的断根会因操作不当被推向舌侧，进入下颌骨舌侧骨膜下，或穿破骨膜进入舌下间隙、下颌下间隙乃至咽旁间隙。断根如在黏膜下，一般可触及，用左手手指向上颊侧推挤，有时可使断根退回牙槽窝，也可去除部分舌侧骨板后，左手手指固定牙根，用止血钳或刮匙将其取出。如牙根远离牙槽窝，先要拍 X 线片定位，然后根据牙根所在的位置选择牙槽窝入路、舌侧翻瓣入路、直接黏膜切开入路等方法取出。

五、邻牙牙冠冠折、邻牙被拔除

（一）原因

当邻牙大面积龋坏或者有大面积充填体时常见。如果在拔除患牙时对邻牙施加很大的力，容易造成邻牙松动或者被拔除，尤其是错误地把邻牙当作支点的时候。

（二）处理

当不小心导致邻牙松动后，患牙必须固定 40 ~ 60 天。如果术后患牙仍有疼痛，要对患牙进行根管治疗。如果邻牙被拔除，必须立即复位，固定 3 ~ 4 周。

六、骨组织损伤

（一）牙槽突骨折

1. 原因

常发生于使用暴力拔牙或牙齿在牙槽突附近有粘连的情况下。部分唇颊舌腭侧牙槽骨会与牙齿一起被拔出。

2. 处理

如果骨折片很小，并已经从骨膜上脱位，用牙钳将其分离，骨凿平滑剩余骨的边缘（图 10-1）。用生理盐水冲洗，缝合创面。如果脱离的牙槽骨仍和软组织粘连，将其保留在原位，固定，缝合黏骨膜。

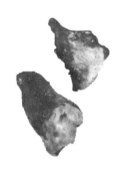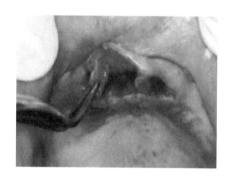

图 10-1 牙槽突小骨折片的处理方法

（二）上颌结节骨折

1. 原因

上颌结节区域骨萎缩，上颌窦扩张进入牙槽突；对粘连的上颌磨牙拔除时使用了过大的力量（图 10-2），颊侧或者远中可能出现大片的骨折；拔除阻生牙或半阻生牙时去骨过多。

笔记

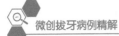
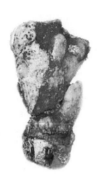

图 10-2 拔除磨牙时用力过大导致上颌结节骨折

2. 处理

在骨折片与黏骨膜没有完全分离时复位、缝合。如果骨折片与黏骨膜完全分离，并且出现上颌窦穿孔，应先拔出患牙，平滑骨面，严密缝合创口。应用广谱抗生素和鼻腔减充血剂。

（三）下颌骨骨折

1. 原因

下颌骨折较多地发生在拔除下颌第三磨牙时。暴力拔牙是发生骨折的直接原因，在埋伏位置极深的阻生牙或如骨质疏松症、囊肿、甲状旁腺功能亢进等病理情况下更易发生。一旦发生下颌骨骨折，要及早发现，按颌骨骨折的处理原则及时处置。

2. 处理

术前仔细分析阻生牙的位置和骨质情况，避免暴力使用凿、挺，即可防止骨折发生。当发生下颌骨骨折（图 10-3）时，必须首先拔除患牙，以避免感染沿骨折线蔓延。然后根据情况使用颌间固定或下颌骨内固定 4 ~ 6 周，并应用广谱抗生素。

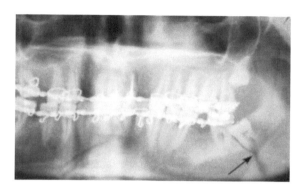

图 10-3 拔除阻生牙时导致下颌骨骨折

七、器械折断

（一）原因

器械折断主要由于拔牙时使用暴力引起，折断的器械通常是各种挺的末端、局麻注射针或钻也有可能在去骨的过程中折断，折断的原因可能是反复使用器械改变了其金属成分。

（二）处理

用影像学检查精确定位，同期手术取出折断的器械（图 10-4）。

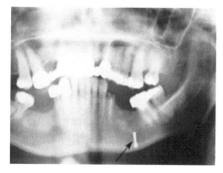
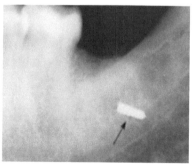

图 10-4 使用影像学检查定位折断的器械

八、皮下或黏膜气肿

（一）原因

去骨或分牙时空气进入疏松结缔组织。临床上相关区域肿大有时会延伸到颈部或面部，扪诊时伴有特征性的捻发样声音。

（二）处理

一般不须特殊治疗，通常2～4天可自愈。如果气肿特别巨大，可以辅助排出空气。

九、出血

（一）原因

出血可能由血管损伤或者凝血功能异常引起。大量出血可能由创伤或下牙槽动脉或腭动脉被切断引起。

（二）处理

压迫止血、结扎、缝合、电凝止血、使用止血剂。

十、神经损伤

（一）原因

在进行翻瓣手术时，鼻腭神经和颊神经经常被切断，这些神经恢复迅速，一般不会对患者产生影响。

颏神经损伤发生在下颌双尖牙区手术时，多由切开翻瓣或器械滑脱造成；如为牵拉或碾压造成，可能在数月后恢复功能。

90%的下牙槽神经损伤是在拔除下颌阻生第三磨牙时引起。根尖距下牙槽神经管近、拔牙困难、创伤大、使用锤凿劈开、取深部断根，下牙槽神经损伤的发生率高。下牙槽神经损伤后，出现下唇及颏部皮肤不完全性麻木或兼有烧灼、刺痛、蚁走等异常感。

（二）处理

为预防下牙槽神经的损伤，应在术前仔细观察 X 线片，了解牙根与下牙槽神经管的关系；术中尽量减少对根尖方向的施力；深部取根要避免盲目操作，预估取出困难者可留置不取（图 10-5）。治疗下牙槽神经损伤可使用减轻水肿、减压的药物，如地塞米松；促进神经恢复药物，如维生素 B_1、维生素 B_6、维生素 B_{12} 等；理疗。牙髓活力电测检查可协助预测下牙槽神经损伤的恢复程度，两侧牙髓活力无明显下降者多在半年至 1 年痊愈。舌神经损伤易发生于舌侧骨板折断或器械滑脱的情况下。有人认为舌神经损伤后的修复较下牙槽神经慢，故应尽量避免。如舌侧骨板折断，分离取出骨片时应仔细操作注意保护。

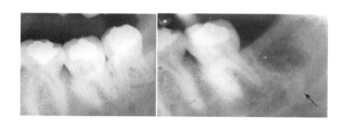

图 10-5　深部断根可不取

十一、颞下颌关节损伤

（一）原因

颞下颌关节损伤的发生原因多为开口过大、时间过长导致的脱位，尤其是既往有颞颌关节脱位史的患者。拔下颌牙的摇动、锤凿操作会引起颞颌关节的不适、疼痛甚至开口受限，在颞颌关节疾病患者更为明显。因此，术中固定托住下颌十分重要。

（二）处理

手法复位，限制下颌运动。如为习惯性脱臼，下颌可自动性归位（图10-6）。

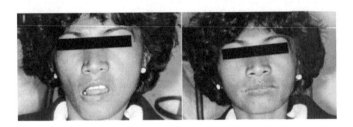

图 10-6　颞下颌关节归位

十二、口腔上颌窦交通

（一）原因

口腔上颌窦交通多发生于上颌磨牙取根致牙根移入上颌窦，或因磨牙根尖病变致窦底骨质缺如，搔刮病变处时穿破窦底。口腔上颌窦交通可引起上颌窦感染或形成口腔上颌窦瘘。术中可用鼻腔鼓气法检查是否有口腔上颌窦交通。

（二）处理

已有口腔上颌窦交通时，处理方法取决于交通口的大小（图10-7）。

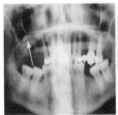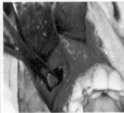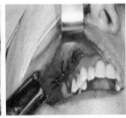

图 10-7　上颌窦外开窗取出断根

小于 2 mm 的小穿孔，可在拔牙后常规处理，使牙槽窝内形成高质量的血凝块，待其自然愈合。术后要特别注意保护血凝块，除常规注意事项外，嘱患者切忌鼻腔鼓气、吸食饮料、吸烟，避免强力喷嚏，并预防感染。2～6 mm 的中等大小穿孔也可按上述方法处理，将两侧牙龈拉拢缝合，进一步固定保护血凝块，更有利于自然愈合。使用滴鼻剂能够降低上颌窦炎的发生率，避免发生口腔上颌窦瘘。大于 7 mm 的交通口，需用邻位组织瓣关闭创口。可将颊侧牙槽嵴适当降低后，利用颊侧梯形组织瓣关闭。也可使用腭侧黏骨膜舌形瓣转移封闭创口。组织瓣封闭交通口的关键是组织缝合区有足够的新鲜创面接触，且下方有骨支持。另外，必须做到无张力缝合。

拔牙造成的口腔上颌窦交通，按上述方法处理后，通常愈合良好。如口腔上颌窦交通导致口腔上颌窦瘘，须在后期手术修补。

第二节　拔牙术后并发症及处理

一、拔牙后反应性疼痛

（一）原因

牙拔除时，骨组织和软组织皆受到不同程度的损伤，创伤造成的代谢分解产物和组织应激反应产生的活化物质刺激神经末梢，引起疼痛。除创伤外，过大的拔牙创口血块易分解脱落，暴露牙槽骨壁上的神经末梢，如受到外界刺激，也可引起疼痛。

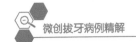
（二）处理

一般牙拔除术后，常无疼痛或仅有轻度疼痛，通常可不使用止痛剂。创伤较大的牙拔除术后，特别是拔除下颌阻生第三磨牙后，常会出现疼痛，术后应常规使用镇痛剂 2 天。

二、术后肿胀反应

（一）原因

术后肿胀反应多在创伤大时，特别是翻瓣术后出现。易发生于下颌阻生牙拔除术后，在前颊部出现肿胀，可能是组织渗出物沿外斜线向前扩散所致，此类肿胀个体差异明显，与翻瓣时的创伤、瓣的切口过低或缝合过紧有关。

（二）处理

术后肿胀开始于术后 12 ~ 24 小时，在 3 ~ 5 天内逐渐消退。肿胀松软而有弹性，手指可捏起皮肤，可与感染性浸润鉴别。要注意术后肿胀与麻药的局部过敏反应、血肿相鉴别。

为防止术后肿胀，黏骨膜瓣的切口尽量不要越过移行沟底；切口缝合不要过紧，以利于渗出物的排出；术后冷敷、加压包扎。也可使用肾上腺皮质激素与麻药混合后于术区局部注射，其预防、减轻肿胀的效果明显。

三、术后开口困难

（一）原因

术后的单纯反应性开口困难主要是在拔除下颌阻生牙时，颞肌深部肌腱下段和翼内肌前部受创伤及创伤性炎症激惹，产生反射性肌痉挛。应注意与术后感染、手术致颞颌关节病发作鉴别。用去骨法拔牙时，应适度把握切口及翻瓣大小，尽量减轻磨牙后区的创伤。

（二）处理

明显的开口受限可用热含漱或理疗帮助恢复正常开口度。

四、拔牙后出血

（一）原因

拔牙后出血常为局部因素或护理不当引起，少数为全身因素导致。常见的局部因素有牙槽窝内残留炎性肉芽组织、软组织撕裂、牙槽骨骨折、牙槽内小血管破裂、较大血管破裂等。血块因保护不良而脱落，也会引起出血。

（二）处理

残余肉芽组织、软组织撕裂等原因引起出血者，可采用搔刮、缝合的方法解除。对广泛的渗血，可在拔牙窝内置入碘仿海绵、止血纱布等止血药具，水平褥式缝合两侧牙龈，结合纱卷压迫。如出血未止，可用长碘仿纱条自牙槽窝底紧密填塞，多可达到止血目的，1周后取出碘仿纱条，松散放入新的碘仿纱条，保护创面，至骨面有肉芽组织生长停止换药，待自行愈合。处理后应观察30分钟以上，确认无出血后方允许患者离开。对有全身出血的患者，在积极进行局部处理的同时，必须结合全身症状进行处理，必要时可输液、输血。

五、瘀斑、血肿

（一）原因

血液流入邻近组织间隙中，特别是皮下，会出现瘀斑。瘀斑多出现于前颊部，可向下颌下区甚至颈部蔓延。当出血量大时，会在流入组织间隙之低位水平形成血肿，血肿可位于前颊部，也可位于舌侧，特别是咽峡前间隙。

（二）处理

血肿和瘀斑可不做特殊处理。较大的血肿应使用抗生素预防感染。理疗可促进其吸收。

六、拔牙术后感染

（一）原因

拔牙术后感染多为牙片、骨片、牙石等异物或残余肉芽组织引起的慢性感染。患者常有创口不适。检查可见伤口愈合不良，充血，有暗红色、疏松、水肿的炎性肉芽组织增生，可有脓性分泌物。X线检查常可显示牙槽窝内有高密度的残片影像，少见急性感染。

（二）处理

局麻下彻底搔刮冲洗，去除异物及炎性肉芽组织，使牙槽窝重新形成血凝块，创口即可愈合。预防拔牙创伤慢性感染的关键点在于牙拔出后仔细检查、清理拔牙创口。拔牙后急性感染（图 10-8）主要发生在下颌阻生第三磨牙拔除术后。

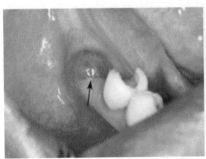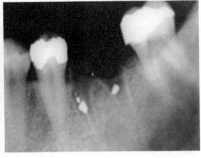

图 10-8 牙拔除术后急性感染

七、干槽症

（一）原因

干槽症的病因有多种说法，目前均不能全面解释干槽症的病因及临床表现，故目前认为病因综合，起作用的不是单一因素，而是多因素综合作用的结果。

干槽症的诊断标准为：拔牙 2 ～ 3 天后有剧烈疼痛，并可向耳颞部、下颌区或头顶部放散，一般镇痛药物不能止痛。拔牙窝内可空虚，或有腐败变性的血凝块，腐臭味强烈。有学者提出有上述表现者为腐败型干槽症。部分患者有剧烈疼痛和拔牙创口空虚感，但没有明显腐败物存在，按干槽症处理后可以止痛，有学者将这类情况归为非腐败型干槽症。

（二）处理

干槽症的治疗原则是通过彻底的清创，隔离外界对牙槽窝的刺激，以达到迅速止痛、缓解患者痛苦、促进创口愈合的目的。

（刘振华　陈永刚　贾　森）

参考文献

1. F D FRAGISKOS.Oral Surgery.Berlin：Springer，2007.

2. 张志愿.口腔颌面外科学.北京：人民卫生出版社，2005：245-246.

3. 张震康，俞光岩.口腔颌面外科学.北京：北京大学医学出版社，2007：183-185.

第十一章
数字化技术在拔牙中的应用与展望

第一节　数字化技术在拔牙中的应用

随着医学的进步，采用尽可能小的损伤治疗患者疾病的微创手术理念受到越来越多的关注。牙拔除术是较为常见的口腔门诊手术，在牙拔除手术过程中尽可能减少对软组织和骨组织的损伤成为牙槽外科医师不断追求的目标。近年来，数字化技术的发展在微创拔牙术前诊断和方案制订中起到了重要作用。常见的诊断方法包括根尖片、全口曲面断层片、CBCT 等。

根尖片为口腔科最常用的X线检查方法，多用于前牙的冠折、根折及冠根联合折断，为患牙的保留与否提供直观参考。对多根牙折的诊断特别是牙根纵折的诊断欠佳，常需要借助CBCT进一步诊断。

全口曲面断层片和CBCT对于阻生牙和多生额外牙拔除的术前方案制订起到至关重要的作用。全口曲面断层片又称为"全景摄影"，通常用于颌骨较大范围的病变，如外伤及颌面部肿瘤等。在全口曲面断层片中，可以展示上颌骨、上颌窦、鼻腔、颞下颌关节、下颌骨及全口牙齿的影像。在牙槽外科中，全口曲面断层片较多地用于观察第三磨牙的形态、牙根距离下牙槽神经管的位置，测量牙冠近远中径及轴倾度、第三磨牙萌出间隙，为阻生牙的拔除操作提供重要依据。另外，可观察牙齿数目、牙胚发育及周围组织情况、全口牙列是否存在多生牙、多生牙中有无埋伏阻生等。但是，全景片显示的二维影像存在局限性，由于不同结构间的阻挡和重影，仅显示一个体层的图像，而CBCT可以从矢状位、冠状位和轴位三维成像，故在临床工作中常首选CBCT。建议拍摄CBCT的情况有：①曲面断层片上显示下颌阻生牙根与下牙槽神经管的关系不明时，存在重影或者已经侵及神经管的情况，须通过CBCT确认以保证手术安全（图11-1A、图11-1B）。②判断上下颌阻生牙与邻牙的关系，有些情况在曲面断层片上看似已经累及第二磨牙牙根，还须通过CBCT确认（图11-1C、图11-1D）。③判断上颌阻生牙牙根与上颌窦底的关系，防止发生上颌窦瘘（图11-1E）。④当拔牙过程中牙或牙根进入上颌窦，须借助CBCT确认位置，指导临床操作取出（图11-1F、图11-1G）。⑤定位埋伏多生额外牙时，需通过CBCT来确定其位于牙弓腭侧还是唇侧，切忌盲目操作（图11-1H、图11-1I）。

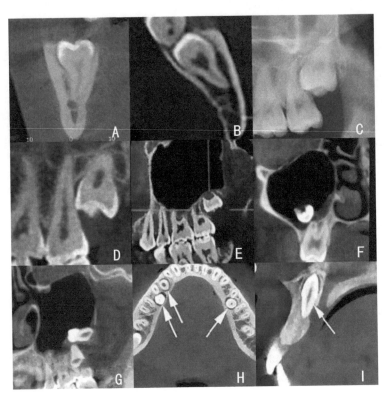

图 11-1 需用 CBCT 辅助诊断的情况

　　如图 11-1 所示，CBCT 在临床诊断和定位中起到重要的作用，能充分显示上下颌骨的解剖形态，下颌神经管、鼻腭神经管的走向，上颌窦的位置，并具有三维成像的优势。医师需要依据不同的"窗宽窗位"截取不同的断面查看，不能实现阻生牙手术的可视化模拟即虚拟手术。虚拟手术可以利用计算机模拟和仿真临床手术的实施过程，能够将虚拟技术和三维医学图像处理技术进行有机结合，从而增强对临床操作的指导。为了实现虚拟手术技术，有学者将 CBCT 数据转化成为医学数字成像和通信（digital imaging and communications in medicine，DICOM）格式进行保存，并将相应数据导入 Mimics 软件，重建患者头颅三维图像，从而重建颌骨及牙齿三维数字图像（图 11-2），模拟阻生牙拔除术，模拟手术中的去骨、分根、分步拔除牙根等过程，选择最佳手术路径与方案，实现了阻生牙的完全可视化，可清楚显示埋伏牙的位置、牙体形态、发育情况、根与冠的朝向及与邻牙周围组织的关系。在三维重建的指引下，均做到正确选择手术入路，术中准确地找到阻生牙，减少手术盲目性，缩短手术时间。患者临床手术与模拟手术路径完全一致。

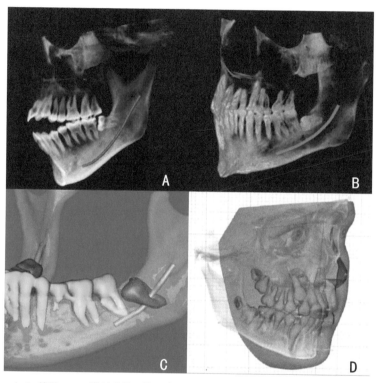

A+B. 基于 CBCT 资料进行三维重建；C. 对下牙槽神经和牙齿进行颜色标记，
处理复杂阻生牙优势明显；D. 软组织及骨性重建。
图片来源：吴亮颖医师成果。

图 11-2　利用 CBCT 数据重建患者头颅三维图像

随着计算机技术、医疗机器人技术、空间定位技术的飞速发展，医师在医疗操作中对于三维事物的全息影像可视化的需求得以逐步实现。虚拟现实（virtual reality，VR）、增强现实（augmented reality，AR）和混合现实（mixed reality，MR）技术的出现给医师和患者带来较好的体验。

VR 技术是一种由计算机技术辅助生成的高科技模拟系统，综合集成计算机图形技术、仿真技术、人工智能、传感技术、显示技术、网络并行处理等技术，使用户自然地沉浸其中，通过各种方式与传感系统交互来唤醒或复制其对真实物质世界的感受，用以代替或增强使用者的真实体验。日本 Yamasbita 教授的研究纳入 51 例患者，患者术中佩戴 VR 设备，通过沉浸在虚拟的场景中配合完成阻生牙拔除术。对患者的疼痛值（VAS 评分）、心率变化、害怕与焦虑量表及满意度进行调查发现：VR 在临床疼痛管理中起到了很好的作用，虚拟现实 VR 技术大大减轻了患者的恐惧感。VR 技术通过虚拟世界让患者感受到真实的安慰，在医疗上的应用前景十分广阔。

AR 通过电脑技术，将虚拟的信息应用到真实世界，真实的环境和虚拟的物体实时叠加到同一个画面或空间，二者同时存在。

MR 是继 VR、AR 之后出现的一种全新数字全息影像技术，其借助于沉浸技术将真实世界和数字世界融合生成一个新的环境，涵盖了 VR 和 AR 的功能。MR 的应用可协助医师制订术前手术方案、增强术前医患沟通，其术前三维重建图像可以为医师在虚拟世界、现实世界之间搭建交互反馈的桥梁，使医师可以更好地增强阻生牙空间立体想象力，极大地提升医－患－护感官世界的直观性、精准性、实时性。目前，MR 在神经外科、骨科、先天性心脏病手术等医学领域已经具备成熟的应用案例，"MR+ 医学"解决方案，有望改变传统医学影像可视化呈现和交互方式，在医学教育与技能培训、手术规划与手术模拟、手术直播与示教、医患沟通、医护沟通、远程会诊等医学应用中展现出广阔的前景，MR 技术与传统口腔医学的融合也同样如火如荼。

将 V3D 重建数据导入到用户操作软件 3D Visual 中，在操作软件中下载重建数据，将数据提交到服务器，启动医师和患者佩戴的HoloLens 中的 APP。医师可以展示阻生牙的具体位置、状态和毗邻关系，模拟去骨、分根、分步拔除等手术步骤，术前准确预估手术的难易程度、确定手术路径，选择贴切的手术方案，大大缩短手术时长，减少对患者颌面部的创伤，提升手术治疗效果和患者满意度，降低术后并发症的发生率，同时，患者对自身病情及将要进行的手术操作有了更为直观和深入的了解，从而能够更好地配合医师的手术操作，既减轻了患者的焦虑感和恐惧情绪，又能够更好地保障患者的知情权，从而提高口腔科治疗的效果，减少因患者不知情或误解所导致的医疗纠纷发生，提高诊疗质量（图 11-3、图 11-4）。

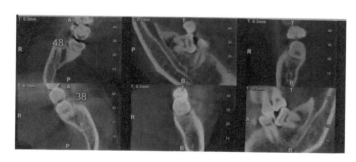

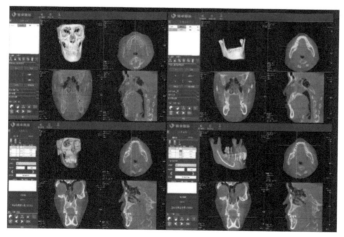

图 11-3 根据患者 CBCT 信息，应用软件得到 V3D 格式的重建图像，最后将右下颌阻生牙（蓝色）、下牙槽神经管（黄色）进行颜色调整，直观展示阻生牙的根尖与下牙槽神经管之间的距离

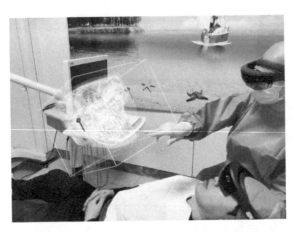

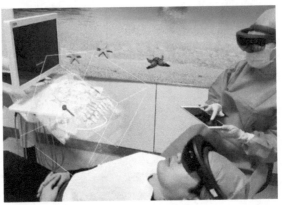

图 11-4 术前医患沟通

第二节 MR 技术在微创拔牙中的应用展望

一、口腔医学虚拟教育及培训

VR 技术具有沉浸性、交互性和构想性的特征，将其应用于医学
教育实验教学中，对培养医学生的临床知识具有独特的优势，如模

拟难以讲解的教学场景，使之可视化（图 11-5）。通过 VR 设备，使用者可以在几乎完全虚拟的环境中切身体验医学教科书中的一些需要动画、交互的画面。目前医学教学中采用的解剖挂图和多媒体教学图片都是二维平面，不能直观地表现标本的立体性，导致学生难以理解解剖结构的三维空间。MR 图像可以观察到三维的解剖结构，在任意角度翻动、转动图像，部分隐藏和标注解剖结构，更容易理解上颌骨、下颌骨等部位的复杂解剖结构和血管、神经分布，对全口牙齿的分布、阻生牙的阻力分析、拔除牙齿时需要注意的重要解剖结构做到胸有成竹。

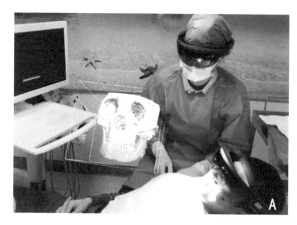

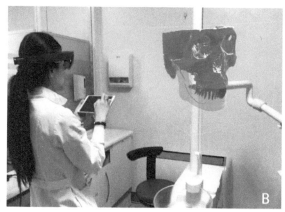

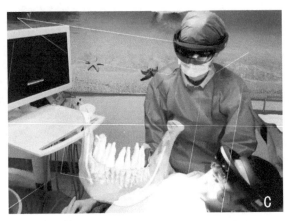

A+B.颅颌面部解剖结构；C.全口牙及下颌骨结构特征。

图 11-5 教学课堂中应用 VR 技术

二、术中实时导航前景

目前，MR 技术尚不能做到术中实时导航，随着技术的发展，未来可以做到在术中将三维重建图像与患者现实情况进行完美匹配，达到实时导航的效果（图 11-6），医师将会实时通过 MR 设备 HoloLens 看到切割钻在阻生牙中的切割深度，达到完美分根、拔除阻生牙的目的。

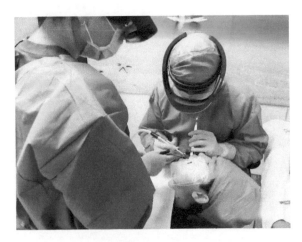

图 11-6 未来的发展前景：术中实时导航

通过医学 MR 技术，医师能够透过病例的各种立体影像，全面了解和探讨患者的病情，精准诊断和治疗疾病。MR 技术在医疗领域进行探索和实践，如传统的医学教学和培训、医患沟通、治疗方案的制订等各个方面均展示了良好效果。但由于现有的技术水平受限，与导航等数字化技术兼容有误差等问题，使其在部分临床技术应用和问题解决上还有不足，期望在不远的将来，MR 技术在口腔医疗领域会有更加亮眼的成绩，为口腔医学的发展提供强大助力。

（王凤泽　许　丽　贾婷婷　魏建华）

参考文献

1. BYAKOVA S F，NOVOZHILOVA N E，MAKEEVA I M，et al.The Accuracy of CBCT for the Detection and Diagnosis of Vertical Root Fractures in Vivo.Int Endod J，2019，52（9）：1255-1263.

2. LOUISE HERMANN，ANN WENZEL，LARS SCHROPP，et al.Impact of CBCT on treatment decision related to surgical removal of impacted maxillary third molars：does CBCT change the surgical approach?Dentomaxillofac Radiol，2019，48（8）：20190209.

3. JIANG Y，MA X W，WU Y P，et al.Epidemiological，clinical，and 3-dimentional CBCT radiographic characterizations of supernumerary teeth in a non-syndromic adult population：a single-institutional study from 60 104 Chinese subjects.Clin Oral Investig，2020：24.